12-వారాలు ఫిట్‌నెస్ ప్రాజెక్ట్

రుజుత దివేకర్

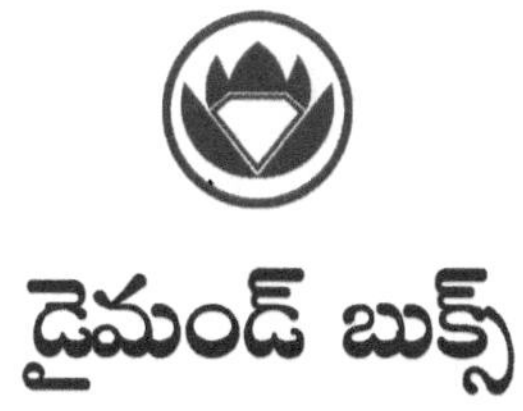

డైమండ్ బుక్స్

WWW.diamondbook.in

© **Publisher**

Publisher : **Diamond Pocket Books (P) Ltd.**
X-30, Okhla Industrial Area, Phase-II
New Delhi-110020
Phone : 011-40712200
E-mail : wecare@diamondbooks.in
Website : www.diamondbooks.in
Edition : 2025

12 వారాల ఫిట్‌నెస్ ప్రాజెక్ట్ (Telugu)
రచన : రుజుతా దివేకర్

ముందుమాట

బరువు తగ్గడం వల్ల 'ఆరోగ్యం'

అన్ని మంచి విషయాల మాదిరిగానే # 12 వారాల ఫిట్‌నెస్ ప్రాజెక్ట్ అకస్మికంగా ఆవిర్భవించింది.

మరియు ఆకస్మికంగా ఉన్న అన్ని విషయాలలాగే, దీనికి కూడా సుదీర్ఘ చరిత్ర ఉంది. వాస్తవానికి, ఈ ప్రాజెక్ట్ ఉద్భవించిందని మీరు చెప్పవచ్చు, ఎందుకంటే, పోషకాహార నిపుణుడు మరియు ఫిట్‌నెస్ ప్రొఫెషనల్‌గా, చరిత్ర పునరావృతమయ్యేలా నేను చూశాను. ప్రతి సంవత్సరం ఫిట్‌గా మారాలని నిర్ణయించుకున్న వ్యక్తులలో, సరిగ్గా తినడం, వ్యాయామం చేయడం, ఆపై దాదాపు ఆరు వారాల్లో ఇవన్ని బయటపడతాయి. వారు చెప్పినట్లుగా, జీవితం ఆక్రమించింది.

కానీ మీరు ఆరోగ్యం మరియు ఫిట్‌నెస్‌ని, మీ జీవితం గడపడం వేరు అని అనుకుంటే మాత్రమే అది జరుగుతుంది. ఆరోగ్యం మరియు ఫిట్‌నెస్ అనేవి జీవితంలో ఒక అంతర్భాగంగా భావించబడాలి అనే ఆలోచన నుండి ఫిట్‌నెస్ ప్రాజెక్ట్ పుట్టింది. ఫిట్‌నెస్ ప్లాన్ చాలా అప్రయత్నంగా, ఇంగితజ్ఞానంతో, ఎర్గానిక్‌గా మీరు మీ జీవితంలో తలక్రిందులుగా మారకుండా శాశ్వత, శాశ్వత మార్పులు చేయవచ్చు. మీలో ఒక పరిణామం. తక్షణ విప్లవం కాదు.

ఈ ఆలోచన న్యూట్రిషన్ సైన్స్‌లో తాజా పరిశోధనలతో ముడిపడి ఉంది. మరియు అక్టోబర్ 2019లో డబ్లిన్‌లో జరిగిన ప్రతిష్ఠాత్మక యురోపియన్ న్యూట్రిషన్ కాన్ఫరెన్స్ (FENS)లో చాలా సాక్ష్యంగా ఉంది.

FENS అనేది పోషకాహార సమావేశాల ఒలంపిక్స్ లాంటిది మరియు ప్రతీ నాలుగు సంవత్సరాలకు ఒకసారి జరుగుతుంది. ఇది ఆసక్తికరమైన ఆహారం మరియు పోషకాహార రంగం అందించే తాజా అభ్యాసానికి, భాగస్వామ్యం చేయడానికి మరియు అన్వేషించడానికి ఒక ప్రదేశం.మేము సమావేశంలో 12 వారాల ఫిట్‌నెస్ ప్రాజెక్ట్ ఫలితాలను ప్రదర్శించాము. ఆహారం, ఆరోగ్యం మరియు జీవనశైలికి చాలా దేశీయవిధానంతో అంతర్జాతీయ సన్నివేశంలో తొలిసారిగా గుర్తించాము.

కాబట్టి, దీన్ని చిన్నగా ఉంచడానికి, న్యూట్రిషన్ సైన్స్‌లో తాజాది ఏమి చెప్పాలో ఇక్కడ వుంది.

- స్థూలకాయ జనాభాలో 25%–30% వరకు ఆరోగ్యంగా ఉన్నారు. అంటే y SAMHO – జీవక్రియ ఆరోగ్యకరమైన ఊబకాయం.

- దీనర్థం వారికి డయాబెటిస్, కేన్సర్, గుండె జబ్బులు, మొదలయిన వాటికి తక్కువ లేదా తక్కువ ప్రమాదం కలిగి ఉంటారు మరియు వారి కాలేయం, కొవ్వు, మరియు లిపిడ్ ప్రొఫైల్ నియంత్రణలో ఉంటుంది.

- కాని ఆరోగ్యం చుట్టూ ఉన్న కథనం భారీగా తప్పుడు సమాచారం ఇవ్వబడింది. మరియు పూర్తిగా తూకం ప్రమాణాలకు అనుకూలంగా వంగి ఉంటుంది.

- ఈ కారణంగా మీరు స్వీకరించే అత్యంత సాధారణ సలహా కొంత బరువు తగ్గడం.

- ప్రజలు త్వరగా కోల్పోవడానికి సహాయపడే ఆహారాన్ని ఆశ్రయిస్తారు ఆ బరువు.

- అన్నీ కాకపోయినా, కేలరీలు, ఆహార సమూహాలు, సమయాలు లేదా భాగాలపై ప్రజలు ఆంక్షలను ఉపయోగిస్తుంటారు.

- దీని అర్థం చాలా మంది ప్రజలు ఒకదాన్ని ప్రారంభించారు నిలకడలేని బరువు తగ్గించే ప్రయాణం.

- వారు నిరంతరం ఈ పాలన నుండి పడిపోతారు.వారి సాధారణ జీవన శైలిని తిరిగి ప్రారంభిస్తారు మరియు బరువు ప్రతీకారంతో తిరిగి వస్తుంది.

- మరియు ఇప్పుడు ఇక్కడ భయంకరమైన భాగం ఉంది. ఇది జరిగిన క్షణంలో, వారు గతంలో అదే బరువులో ఉన్నప్పటికి కంటే మధుమేహం, క్యాన్సర్, గుండె జబ్బులు వంటి జీవన శైలి వ్యాధిని పొందడానికి 150% ఎక్కువ అవకాశం ఉంది.

- ముఖ్యంగా మరింత తీవ్రమయిన విధానానికి బదులుగా, ఆరోగ్యానికి మరింత స్థిరమైన విధానం సిఫార్సు చేయబడింది.

- ఆరోగ్య ప్రమాదాల వరకు, శరీర బరువు 5% నుండి 10% తగ్గుతుంది. ఒక సంవత్సరానికి పైగా నిలకడగా పరిగణించబడుతుంది.

- జీవన శైలిలో దీర్ఘకాలిక మార్పులకు మరియు ఆరోగ్యం మరియు శ్రేయస్సులో దీర్ఘకాలిక మెరుగుదలకు దారితీసే ఆహారం మరియు వ్యాయామ అలవాట్లను రూపొందించడం ప్రధాన విషయం.

- స్థిరమైన ఆహారం ఈ మూడు ముఖ్యమైన ప్రమాణాలకు అనుగుణంగా ఉండే ఆహారాన్ని కలిగి ఉండాలి – అది పోషకాలు అధికంగా ఉండాలి, సాంస్కృతికంగా ప్రతి ధ్వనిస్తుంది మరియు పర్యావరణపరంగా సున్నితంగా ఉండాలి.

- సరళంగా చెప్పాలంటే, స్థానిక, కాలానుగుణ మరియు సాంప్రదాయంగా తినండి మరియు పెట్టుబడి పెట్టండి దీర్ఘకాల విధానంతో ఆరోగ్యంలో.

ఒక విధంగా చెప్పాలంటే, సైన్స్ మీ అమ్మమ్మ ఆహార వివేకంవలె అదే పేజీలో పూర్తి U-టర్న్ చేస్తునట్లు అనిపిస్తుంది. నిజం చెప్పాలంటే, పోషకాహార శాస్త్రం స్థిరంగా ఉంది, అయితే నెమ్మదిగా, ఆరోగ్యం మరియు శ్రేయస్సుకోసం దాని విధానాన్ని మెరుగుపరుస్తోంది. కానీ ఇప్పుడు మీరు అధికారికంగా కార్బోహైడ్రేట్లు, ప్రోటీన్ మరియు కొవ్వు మొత్తంగా ఆహారం గతానికి సంబంధించిన విషయం అని చెప్పవచ్చు.

పోషకాహారశాస్త్రం దాని పూర్తి సామర్థ్యంలో, ఆహారం ప్రజలను ఆరోగ్యవంతులను చేయడమే కాకుండా, స్థానిక ఆర్థిక వ్యవస్థలో పునరుజ్జీవనానికి దారితీస్తుందని మరియు ప్రపంచ పర్యావరణాన్ని పునరుద్ధరించడానికి లేదా కనీసం సహాయపడగలదని గ్రహించింది. సాంప్రదాయం, ఇంగిత జ్ఞానం మరియు సైన్స్ యొక్క చెడు మిశ్రమం కాదు, నేను చెప్తాను.

అయితే ఇది మనందకీ ఇప్పటికే తెలిసిన విషయం, మన శరీరాలు మరియు మన చుట్టూ ఉన్నవారిలో స్వల్పకాలిక పరిష్కారాలు మరియు దీర్ఘకాలిక ఆరోగ్య పరిణామాలను మేము గమనించాము మరియు బాధపడ్డాము. మన బరువుతో మనం ఎదుర్కొనే అన్ని సమస్యలకు ఒక విషయాన్ని ఎలా నిందించాలో కూడా మనం చాలా తరచుగా చూశాము.

20 సంవత్సరాల క్రితం కొవ్వు చెడ్డ అబ్బాయి అయితే, పిండి పదార్థాలు కొత్త రాక్షసుడు, కానీ వాగ్దానం అదే పాతది. దీన్ని తీసివేయండి. మీ జీవితం నుండి ఈ ఒక

పదార్థాన్ని తొలగించండి, మీరు ఆరోగ్యంగా ఉంటారు. ఫిట్‌నెస్ ప్రాజెక్ట్ ఈ కథనాన్ని తగ్గించాల్సిన అవసరం నుండి మరియు ఆరోగ్యానికి మరింత స్థిరమైన, తెలివైన మరియు శాస్త్రీయ విధానాన్ని నిర్మించాల్సిన అవసరం నుండి పుట్టింది. మనమందరం తన ఫాన్సీ స్పోర్ట్స్ కారు మరియు జేమ్స్ బాండ్ స్మైల్‌తో మన జీవితంలోకి వచ్చే వ్యక్తిని మన పాదాల నుండి కొట్టుకుపోవాలని కోరుకుంటున్నాము, కానీ మీ టూత్ బ్రష్‌ని ప్యాక్ చేయమని మీకు గుర్తు చేసేది మనందరికి తెలుసు మీరు అలా చేయడం మర్చి పోయినప్పుడు ప్రయాణ కిట్. ఈ ఫిట్‌నెస్ ప్రాజెక్ట్ మీ కోసం ఆ వ్యక్తి అవుతుంది. మీ స్థిరమైన, బలమైన, నిశ్శబ్ద సహచరుడు, స్థిరమైన ఫిట్‌నెస్‌కు మీ గైడ్.

మిమ్మల్ని సరికొత్తగా పరిచయం చేయడానికి ఇక్కడ ఉంది.

కంటెంట్లు

అధ్యాయము 1

12 వారాల ఫిట్నెస్ ప్రాజెక్ట్ గురించి

12 వారాల ఫిట్నెస్ ప్రాజెక్ట్ అనేక కారణాల వల్ల ప్రత్యేకమైనది.అందుకున్న ప్రతిస్పందన ఒక కారణం. రిజిస్ట్రేషన్ ప్రారంభించిన 5 నిమిషాల్లో, 500 మంది సైన్ అప్ చేసారు.

'నేను దానిని మూసివేయాలా?' 'నా బాల్కనీలో కూర్చొని, చాయ్ సిప్ చేస్తూ నేను నా భాగస్వామి, GP ని అడిగాను.' లేదు, దేఖ్తే హై, 'అని అతను సమాధానమిచ్చారు. '5000 కోసం వేచి చూద్దాం.' మరుసటి రోజు ఉదయానికి మేము ఆ నంబర్‌ని తాకాలని అనుకున్నాను. ఇది సుమారు 5 లేదా 5.30 గంటల సమయం. మరుసటి గంటలో, మేము 5000 కి చేరుకున్నాము మరియు మరుసటి రోజు ఉ దయం నాటికి 75,000 చేసాము. కనీసం చెప్పాలంటే మేము మునిగిపోయాము. మేము ఫారమ్‌లను మూసివేసాము మరియు నా ఆఫీసు ఫోన్ హుక్ ఆఫ్ చేయడం ప్రారంభించింది.

రుజుతా దివాకర్ ఆఫీసు, 'అని నేను ఒక కాల్‌కి సమాధానం ఇచ్చాను. 'ఆమెకు ఏమైంది?' లైన్‌లో వాయిస్ అడిగాడు. ఫారమ్‌లు ఎందుకు మూసివేయబడ్డాయి? 'సర్, మాకు 75,000 రిజిస్ట్రేషన్‌లు ఉన్నాయి.' కాబట్టి? మీరు దాన్ని మూసివేస్తారా? వారి ఫోన్‌లలో నిరంతరం ఎఫ్‌బికి అతుక్కొని వ్యక్తులకు ఇది ఒక విధమైన శిక్షనా? "లేదు,"

నేను నిర్వహించాను. 'మేము చాలా మంది వ్యక్తులతో వ్యవహరించలేము లేదా వారి పారామితులను ట్రాక్ చేయలేము.'

చూడండి, 'అని అతను తిప్పికొట్టాడు, రుజుత వంటి వ్యక్తుల సమస్య అది. స్కేలబిలిటీ సె డార్టే హై. వారు టెక్నాలజీని తక్కువగా ఉపయోగిస్తారు. హైదరాబాదులోని నా ఆఫీసులో ఇక్కడ కనీసం పది మంది అబ్బాయిలు ఉన్నారు, వారు మీ కోసం ఆ డేటాను క్రంచ్ చేయగలరు. మీరు డేటాతో ఏమి చేయాలనుకుంటున్నారు? 'పురోగతిని ట్రాక్ చేయడానికి దీనిని ఉపయోగించండి, నేను సమాధానం చెప్పాను.

'తర్వాత టెక్నాలజీని ఉపయోగించండి. మేడమ్, ఆ ఫారమ్‌లను తెరవండి, ఈ సలహా ప్రజలకు చేరనివ్వండి, అరుదుగా ఈ రకమైన విషయాలు ఉచితంగా వస్తాయి. దృష్టి దానిని నాశనం రిజిస్ట్రేషన్లను చేయనివ్వవద్దు. 25,000 నుండి 35,000 వరకు మరిన్ని రిజిస్ట్రేషన్లు తీసుకోండి మరియు తర్వాత వారు ఇంకా మార్గదర్శకాలను అనుసరించవచ్చు కానీ అధికారికంగా ప్రాజెక్ట్‌లో భాగం కాలేదని ప్రజలకు చెప్పండి. ఏక్ క్రిటికల్ మాస్ తోహ్ పహుంచ్నే చేయండి. ఒంటి! ఆ ఇయర్‌ఫుల్‌కి ధన్యవాదాలు, నేను చెప్పాలనుకున్నాను, కానీ నేను ఆగిపోయాను మరియు నిర్దేశించినట్లే చేసాను.

12 వారాల ముగింపులో, 1.25 లక్షల+40+ దేశాల నుండి పాల్గొనేవారు ప్రతి వారం మా సమ్మతి ఫారమ్‌లను పూరిస్తారు మరియు ప్రతి నెలా ఆరోగ్య పారామితులపై వారి పురోగతిని మార్క్ చేస్తారు. IT లో నాకు తెలిసిన ప్రతి ఒక్కరూ నేను పోతున్న డేటాను ఎలా విశ్లేషించబోతున్నానో తెలుసుకోవాలనుకున్నారు.

"దీన్ని చేయగల వ్యక్తులు మీ వద్ద ఉన్నారా? మీరు ఏ ప్రోగ్రామ్‌ని ఉపయోగి స్తున్నారు? 'మాకు బకాయి లేదు. గూగుల్ ఫారమ్‌లు అందించిన సారాంశం ద్వారా మాకు తెలుసు, ఆరోగ్య పారామితులలో భారీ మెరుగుదల మరియు నడుము నుండి అంగుళాల నష్టం జరిగిందని, కానీ ఖచ్చితమైన సంఖ్యలను ఎలా పొందాలో మాకు తెలియదు.

మాకు కృతజ్ఞతగా, MyGov నుండి వికాస్ సింగ్ మరియు IIT బొంబాయి నుండి ఇంజనీర్ ధవల్ గోయల్ మా సహాయానికి వచ్చారు మరియు విశ్లేషణలో మాకు సహాయం చేయడానికి స్వచ్ఛందంగా ముందుకు వచ్చారు. ఈ డేటా క్రంచింగ్ అనేది ఫిట్‌నెస్ ప్రాజెక్ట్‌లో పెద్ద భాగం మరియు అవి లేకుండా ఫిట్‌నెస్ ప్రాజెక్ట్ ప్రభావం పరిమాణాత్మకంగా కొలవబడదు.

ఇది పనిచేసిందని మాకు తెలుసు – మాలో మాకు తెలుసు హృదయాలు–కానీ ఖచ్చితంగా ఎంత మరియు ఎంత వరకు మనకు ఉండదు. తెలిసిన

కాబట్టి, వికాస్ మరియు ధవల్, ఇది రసీదు పేజీ కాదు, కానీ మీరు నా దేవదూతలు, ధన్యవాదాలు. నిజ జీవిత నేపథ్యంలో స్వేచ్చగా, జీవించే వ్యక్తులను ట్రాక్ చేయడానికి ఇది అరుదైన అవకాశం మరియు మీరు లేకుండా ఇది సాధ్యం కాదు.

అలాగే, మా భూస్వాములందరికీ, మార్గదర్శకాలను అనుసరించినందుకు, మీ పారామితులను ట్రాక్ చేసినందుకు మరియు ప్రతి వారం మీ పురోగతిని పంచుకున్నందుకు ధన్యవాదాలు. ప్రత్యేకించి 1500 మంది ఒక్క ఫారమ్‌ని కూడా నింపడం మరియు పంచుకోవడం మిస్ అవ్వలేదు. మీరు ఈ ప్రాజెక్ట్ యొక్క దేవుళ్లు. పాల్గొన్న మీలో ప్రతిఒక్కరికీ, ధన్యవాదాలు, మరియు తెలుసుకోండి, అతి పెద్ద యూనివర్సిటీలు మరియు పరిశోధకులు అత్యంత ప్రశంసలు పొందిన వ్యక్తులు అలాంటి ప్రాజెక్టులలో భాగంగా ఉండటానికి ప్రజలకు చెల్లించాల్సి ఉంటుంది. మీరు దీన్ని ఉ చితంగా చేసారు, మీ ప్రేమ మరియు మీ మద్దతు ప్రాజెక్ట్ యొక్క అత్యంత ప్రత్యేక అంశం. నేను మీ త్యాగాన్ని నా హృదయంలో శాశ్వతంగా మోస్తాను.

గమనిక: ప్రాజెక్ట్ రిపోర్ట్ ఇప్పుడు అంతర్జాతీయ పబ్లిక్ హెల్త్ జర్నల్‌లో పరిశోధనా పత్రంగా ప్రచురించబడింది మరియు మీరు దానిని ఈ క్రింది విధంగా యాక్సెస్ చేయవచ్చు మరియు ఉదహరించవచ్చు.

'సాంస్కృతికంగా సంబంధిత ఆహారం మరియు జీవనశైలి జోక్యాలు స్థిరమైన ప్రజారోగ్యానికి దారితీస్తాయి. ప్రజారోగ్యంపై అంతర్జాతీయ సదస్సు ప్రొసీడింగ్స్. 5(1): 21-26.

http://doi.org/10.17501/23246735.2019.5103

ప్రాజెక్ట్ ఎవరు, ఎందుకు మరియు ఎలా

మేము ఆహార గందరగోళ కాలంలో జీవిస్తున్నాము. 'నేను ఆరోగ్యంగా ఎలా ఉండగలను?, 'నేను ఏమి తినాలి?' వంటి సాధారణ ప్రశ్నల కోసం టన్నుల కొద్దీ క్లిష్టమైన సమాధానాలు ఉన్నాయి, వాటిలో చాలావరకు ఒకదానికొకటి విరుద్ధంగా ఉ న్నాయి. ప్రజారోగ్యం క్షీణిస్తూనే ఉన్నప్పటికీ, ప్రపంచవ్యాప్తంగా ఆహార పోకడలు పెరగడంలో కూడా ఇది స్పష్టంగా కనిపిస్తుంది.

భారతదేశంలో, ఇప్పుడు మనతో బాధపడుతున్న భారీ జనాభా ఉంది. ఊబకాయం, మధుమేహం, క్యాన్సర్, పిసిఒడి, గుండె జబ్బులు, మానసిక ఆరోగ్య సమస్యలు మొదలైన అంటువ్యాధులు కాని వ్యాధులతో (ఎన్‌సిడిలు). దీనిలో పోషకాహార శాస్త్రం ఎక్కడ నిలుస్తుంది? బాగా, తాజా పోషణ మంచి పోషకాహారానికి సాంస్కృతికంగా

సంబంధిత ఆహారాలు మరియు తినే పద్ధతులు మంచి పోషకాహారానికి బంగారు ప్రమాణం అని శాస్త్రం చెబుతుంది. మరో మాటలో చెప్పాలంటే, తరతరాలుగా పంపిన మీ అమ్మమ్మ యొక్క సమయ పరీక్ష జ్ఞానం, మీరు వెళ్లవలసినది.

కాబట్టి మన రోజువారీ జీవితంలో సాంస్కృతికంగా సంబంధిత ఆహారాలు మరియు తినే పద్ధతుల అర్థం ఏమిటి? కేవలం, మనం స్థానిక, కాలానుగుణ మరియు సాంప్రదాయ పిల్లిని అర్థం చేసుకోవాలి. స్థానికంగా తినడం అంటే అన్నం తినడం మరియు క్వినోవా కాదు. కాలానుగుణంగా తినడం అంటే శీతాకాలంలో జామ మరియు వేసవిలో మామిడి పండ్లను తినడం, మరియు ఏడాది పొడవునా కివి కాదు. సాంప్రదాయంగా తినడం అంటే మన అమ్మమ్మల జ్ఞానాన్ని పూర్తిగా పాటించడం: కాబట్టి తల్కాలో హల్దీ మరియు అనుబంధంగా కాదు. మన సంస్కృతి, మన భాషలు మరియు మన వంటకాల గర్వాన్ని తిరిగి తీసుకురావాలి.

అందుకే ఈ ప్రాజెక్ట్ – ఎందుకంటే ఫిట్‌నెస్ సంక్లిష్టమైనది కాదు, చవకైనది మరియు ప్రతి ఒక్కరూ యాక్సెస్ చేయవలసినది

ఎలా అంటే

(ఎ) ప్రతివారం ఒక గైడ్‌లైన్ ఇవ్వబడుతుంది, దీనిని సంచితంగా అనుసరించాలి. దీని అర్థం 2వ వారంలో,వారు వారం 1 మార్గదర్శక + వారం 2 మార్గదర్శకం మరియు వారంలో 3 = వారం 1+2+3 మొదలైనవి.

(బి) ప్రతి వారం చివరిలో, పాల్గొనేవారు కింద స్థాయిలో ఎక్కువగా, 50–50,మార్గదర్శకాలతో తమ సమ్మతిని గుర్తించారు, నిజంగా కాదు.

(సి) ప్రతి నెలాఖరులో, వారు ఈ క్రింది జీవక్రియ ఆరోగ్య పారామీటర్లపై 1–5 స్కేల్‌పై (అధిక రేటింగ్ అంటే మెరుగైన ఫలితాలు) వారి పురోగతిని రేట్ చేసారు – శక్తి స్థాయిలు. నిద్ర నాణ్యత, ఆమ్లత్వం/ అజీర్ణం, తీపి కోరికలు, వ్యాయామం సమ్మతి మరియు PMS/పీరియడ్ నొప్పి (మహిళలకు). వారు నడుము వద్ద అంగుళాల నష్టాన్ని కూడా ట్రాక్ చేశారు.

ఎవరు?

ఎవరైనా, ఎక్కడైనా, తన కోసం/ఆమె కోసం ప్రతిరోజూ ప్రయత్నం చేయడానికి సిద్ధంగా ఉన్నారు. మధుమేహం, పిసిఒడి, థైరాయిడ్ వంటి జీవనశైలి పరిస్థితులకు, మరియు వారు ఏ దేశంలో నివసించాలో అవసరమైన చోట నిర్దేశాలను కలిగి ఉన్నాయి.

ఫలితాలు

పాల్గొనేవారు రికార్డ్ చేసిన మెరుగుదలలు ఇక్కడ ఉన్నాయి.

1. జీవక్రియ ఆరోగ్య పారామితులలో శాతం మెరుగుదల   (1–5 స్కేల్‌లో పాల్గొనేవారు స్వీయ – రేటింగ్ ఆధారంగా)

జీవక్రియ ఆరోగ్య పారామితులు	పాల్గొనే వారందరిలో మెరుగుదల	మెరుగుదల స్థిరమైన పాల్గొనేవారిలో
రోజంతా శక్తి స్థాయిలు	33%	44%
రాత్రి సమయంలో నిద్ర నాణ్యత	31%	41%
ఆమ్లత్వం/ఉబ్బరం/అజీర్ణం	52%	68%
భోజనం తర్వాత తీపి కోరికలు	51%	66%
వారం పాటు వ్యాయామం చేయండి	44%	54%
PMS/పీరియడ్ సమయంలో నొప్పి (మహిళలకు)	48%	53%

2. 12 వారాలలో వ్యక్తిగత జీవక్రియ ఆరోగ్య పారామితులలో మెరుగుదల (1–5 స్కేల్‌పై స్థిరమైన పాల్గొనేవారు స్వయంగా నివేదించారు). చార్టులలోని సంఖ్యలు రేటింగ్‌ల సగటు.

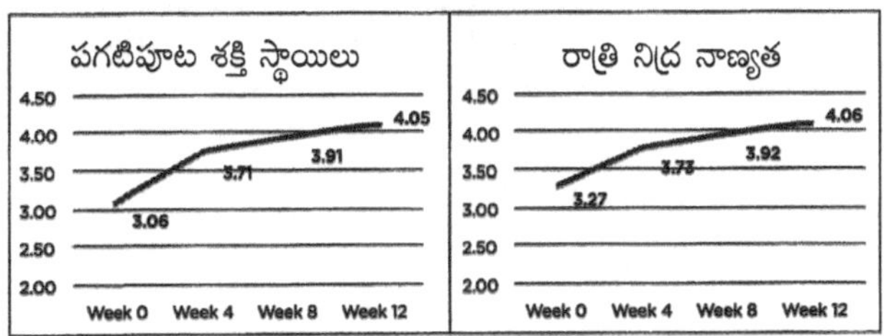

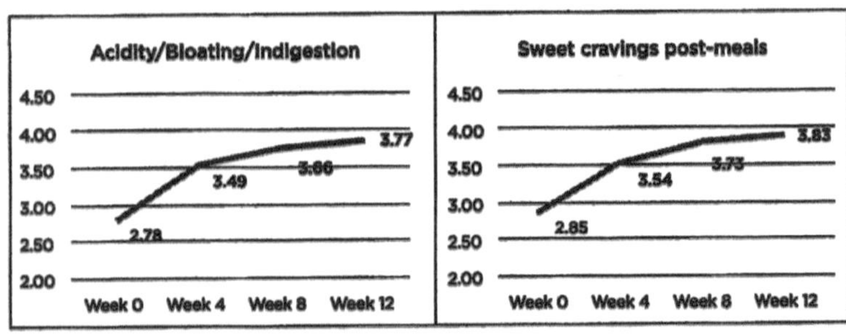

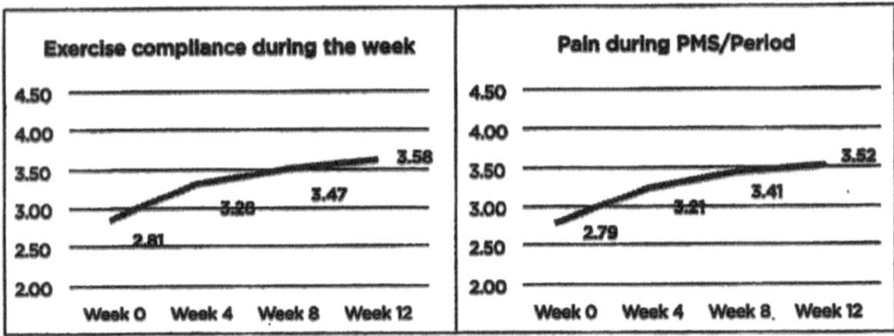

3. నాభి వలె అంగుళాల నష్టం

మేయల్ వద్ద టోచ్ నష్టం	పాల్గొనే వారందరు	స్థిరమైన పాల్గొనేవారిలో
1 అంగుళం వరకు	38.4%	41.7%
1–2 అంగుళాలు	22.8%	27.8%
2 అంగుళాలు	12.4%	13.0%
మొత్తం	**73.6%**	**82.5%**

4. ఇతర ఆరోగ్య పారామితులపై నివేదించే పాల్గొనేవారి శాతం (ప్రశ్నావళి ద్వారా నివేదించబడింది)

ఆరోగ్య పారామితులు	మొత్తం పాల్గొనేవారి %	స్థిరమైన పాల్గొనేవారి %
శక్తి శిక్షణ ప్రారంభించారు	56%	62%
ప్లాస్టిక్‌తో సంబంధాలు తగ్గాయి	69%	69%
ఫిట్‌నెస్ అవగాహన మారింది	74%	79%

5. సంవత్సరం చివరిలో ఎదురైన ప్రశ్నావళిలోని ముఖ్యాంశాలు (మార్గదర్శకాల నిలకడ కోసం)

ప్రశ్నలు	% మంది పాల్గొన్నారు
స్థిరంగా అనుసరించిన మార్గదర్శకాలు?	91%
జీవక్రియ ఆరోగ్యం మెరుగుపడుతుందా?	75%
ఆరోగ్యం పట్ల సానుకూల ఆలోచనను అభివృద్ధి చేశారా?	74%
నాభి నుండి మరింత అంగుళాలు కోల్పోయారా?	70%
ఇంక ఆహార వ్యామోహాలు లేవా?	65%

12వ వారం ఫిట్నెస్ ప్రాజెక్ట్

ఇంపాక్ట్ రిపోర్ట్

40 + దేశాలు

1.25 లక్షల మంది భాగస్వాములు

12 వారాల గైడ్లైన్లు

15000 ఎవిజి వీక్లీ ఫారమ్లు ఫిల్ చేయబడ్డాయి

సంక్లిష్టత లేని ఫిట్నెస్

Un-complicating Fitness
- Focus on metabolic health parameters, not weight loss.
- Simple to follow, culturally compliant interventions are sustainable.
- Local, seasonal, traditional food; not carbs, proteins, fats and calories.

1. 12 వారాలలో జీవక్రియ ఆరోగ్య పారామితులలో మెరుగుదల

శక్తి స్థాయిలు   నిద్ర నాణ్యత   అజీర్ణం

తీపి కోరికలు   వ్యాయామం సమ్మతి   పిఎమ్ఎస్/పీరియడ్

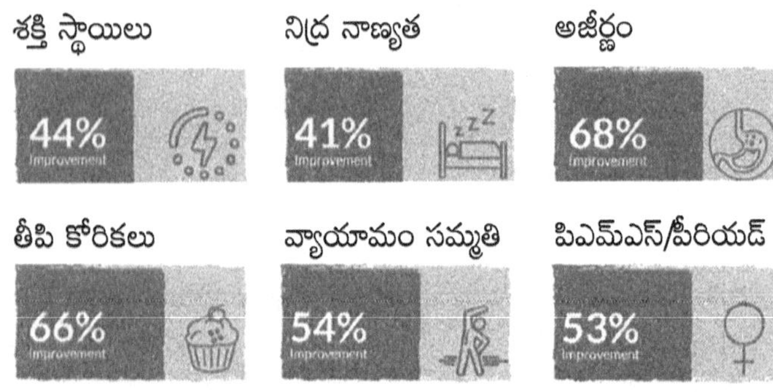

2. మొత్తంగా మెరుగైన ఆరోగ్యం మరియు అలవాట్లు (పాల్గొనేవారి %)

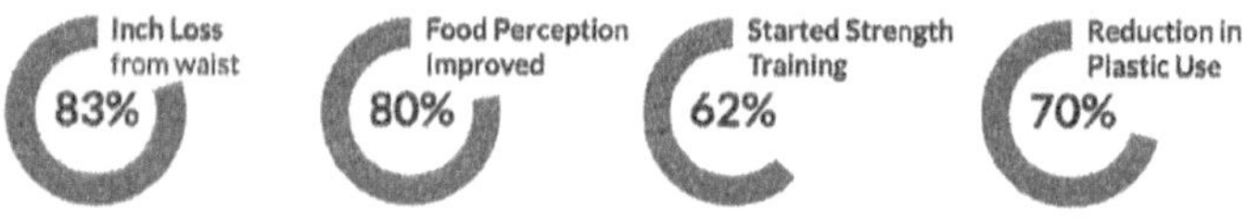

3. 1 సంవత్సరం ముఖ్యాంశాల తర్వాత అనుసరించండి.

విక్రాంత్ సింగ్ మరియు ధవల్ గోయల్ ద్వారా డేటా విశ్లేషణ

అధ్యాయము 2

స్థిరమైన ఆరోగ్యం
యొక్క మూడు నియమాలు

ఈ అధ్యాయంలో, ప్రస్తుత ఆహార పోకడలు, అవి ఎక్కడ నుండి వచ్చాయి, మా ఆరోగ్యం మరియు శ్రేయస్సు కోసం వారు ఎందుకు దీర్ఘకాలిక పరిష్కారాలను కనుగొనలేకపోయారు మరియు ఒక వ్యక్తిగా, మీరు మంచి ఆరోగ్యం కోసం ఏమి చేయ

గలరో చూద్దాం. మరియు వ్యాధి లేని జీవితం. ప్రత్యేకంగా, మేము స్థిరమైన ఆరోగ్యం యొక్క ఈ మూడు నియమాలను కవర్ చేస్తాము.

1. జీవక్రియ ఆరోగ్యం వర్సెస్ బరువు తగ్గడం

2. ఆల్ రౌండ్ వర్సెస్ వన్ డైమెన్షనల్ విధానం

3. లాంగ్‌టర్మ్ వర్సెస్ షార్ట్‌టర్మ్ సొల్యూషన్స్

ఈ నియమాలు పుస్తకం యొక్క తదుపరి విభాగంలో అనుసరించే మార్గదర్శకాల ఆధారంగా ఉంటాయి.

డైట్ ట్రెండ్స్ 2.0

డైట్ ట్రెండ్‌లు వస్తాయి మరియు పోవు, అవి వెళ్లి తిరిగి వస్తాయి. వారి మునుపటి వాటి యొక్క 2.0 వెర్షన్‌ల వలె. ఇది అదే పాతది వైన్, కానీ కొత్త సీసాలో, సోషల్ మీడియా, ఇన్ఫ్లుయెన్సర్‌లు మరియు యాప్‌ల ద్వారా విస్తరించబడింది. కాబట్టి, అట్కిన్స్ లేదా పాలియో ఇప్పుడు కిటో లేదా LCHF (తక్కువ కార్బ్, అధిక కొవ్వు) ఆహారం. (నా క్లయింట్‌లలో ఒకరు విశ్వాసం తక్కువగా ఉందని మరియు

ఆమె దానిపై ఉన్నప్పుడు ఆమె ఎలా భావించిందో వివరించడానికి పార్ట్లలో ఎక్కువ అని పిలుస్తారు.) ఈ దశాబ్దం ముందు నుండి 5.2 డైట్ వంటి తక్కువ కేలరీల ట్రెండ్లు ఇప్పుడు అడపాతడపా ఉపవాసం లేదా సమయం పరిమితం చేయబడిన ఆహారం మొదలైనవి. వేటగాడిలా తినమని ఒకరు మిమ్మల్ని ప్రోత్సహిస్తుండగా, మరొకరు మీ పూర్వీకుల మాదిరిగా ఉపవాసం ఉండాలని కోరుకుంటారు. వాస్తవానికి, మీరు గుహలో నివసిస్తున్నప్పుడు వేటాడాల్సిన అవసరం లేదు మరియు సబుదానా ఖిచ్డి, తీపి బంగాళదుంప, సమో ఖీర్, సింఘరేకి రోటి, ఆర్బికి సబ్జీ మొదలైన ఉపవాసాలు కూడా చిత్రంలో లేవు. కానీ ఆహారాల చుట్టూ ఉన్న శబ్దం ఈ చిన్న వివరాలను ముంచెత్తుతుంది.

విప్లవాత్మక ఆహార పోకడలను పరిచయం చేసేటప్పుడు బరువు తగ్గడం మరియు ఆహార పరిశ్రమలో ఊహ లేకపోవడం కాదు. కొత్త ఆహార పోకడలను అభివృద్ధి చేయగల పారామితుల ద్వారా అవి పరిమితం చేయడం. (తక్కువ భోజనం లేదా సమయాలు లేదా భాగాల ద్వారా) లేదా ఆహార సమూహాలను తగ్గించడం/తొలగించడం (మాక్రోలను లెక్కించడం, పిండి పదార్థాలను తొలగించడం మొదలైనవి) ద్వారా పని చేస్తాయి.

ఇక్కడ శీఘ్ర సారాంశం ఉంది.

ఆహార పోకడల సమూహాలు	ప్రాథమిక ఆలోచన	ఉదాహరణలు	సాంస్కృతిక స్పిన్	ప్రాథమిక లోపం
ఆహారాన్ని తగ్గించండి సమూహాలు	ఆహారాన్ని కార్బ్/ప్రోటీన్/ కొవ్వుకు తగ్గించండి, ఆపై అతిగా ప్రాధాన్యతనిస్తూ ఆహారం నుండి ఈ ఆహార సమూహాలలో దేనినైనా ఆహారం నుండి తీసివేయండి లేదా తగ్గించండి	1.0 పోకడలు: అట్కిన్స్. సౌత్ బీచ్ 2.0 ట్రెండ్లు కిటో, పాలియో, LCHF	వేటగాడు సేకరించే జీవనశైలి	ఆహార సమూహాల తగ్గింపువాద వీక్షణ నుండి ఆహారాన్ని చూస్తుంది. ఆహారాన్ని సంస్కృతి వంటకాలు. మరియు పంట చక్రంతో అనుసంధానించే పెద్దచిత్రాన్ని మిస్ అవుతుంది– ఆహార వ్యవస్థ విధానం.

పరిమితం కేలరీలు	కేలరీల తీసు పరిమితం చేయండి భాగం ద్వారా నియంత్రణ లేదా ద్వారా తక్కువ సార్లు లేదా పరిమిత సమయ విండోలో తినడం	1.0 పోకడలు తక్కువ కేలరీలు ఆహారాలు 5.2 రోజుకు 2 భోజనం, బరువు చూసేవారు 2.0 పోకడలు అడపాదడపా ఉపవాసం సమయం- పరిమితం కాటింగ్, రసం ఆహారం	కర్మకాండ ఉపవాసం, ఆధ్యాత్మిక నిర్విషికరణ	కేలరీల లెక్కింపు శాస్త్రీయమైనది మరియు నిలకడలేనిది. ట్రెండ్‌గాఉపవాసం చేయడం అనేది డైట్‌లో వైవిధ్యాన్ని జోడించడం అనే కర్మ ఉపవాసాన్ని కోల్పోతుంది. ప్రకారం తినడం ఆకలి అనేది ఆరోగ్యంగా- ఉండటానికి సమయం పరీక్షించిన పద్ధతి

కాబట్టి, ఆరోగ్యకరమైన జీవితాన్ని, రోగాలు మరియు వైకల్యాలు లేని జీవితాన్ని గడపాలని చూస్తున్న వ్యక్తిగా, విభిన్న ధోరణుల కథ నుండి మనం ఎవరిని నేర్చుకోవచ్చు? అవి నిలకడలేనివి. అవి దీర్ఘకాలిక మంచి ఆరోగ్యానికి దారితీయవు మరియు వాస్తవానికి మంచి కంటే ఎక్కువ హాని కలిగించవచ్చు మరియు ఆహార పరిశ్రమ మరియు ఇన్‌ఫ్లుయెన్సర్‌లను అనుసరించడం వల్ల ఆ మంచి ఆరోగ్యం రాదు. మన వంటగదిలో మన ఇంటి నడిబొడ్డున ఉంది. మరియు మీరు తప్పక వినాల్సిన వ్యక్తులు ఇంట్లో మా అమ్మమ్మలు మరియు బయట రైతులు. వారు ఆహార వ్యవస్థలతో లోతుగా విలీనం చేయబడ్డారు. సమయం పరీక్షించిన జ్ఞానాన్ని కలిగి ఉంటారు మరియు మీ పెద్దల విషయంలో, మీ శ్రేయస్సులో నిజాయితీగా పెట్టుబడి పెట్టారు.

మంచి ఆరోగ్యం కోసం ఓటు వేయండి

ఆరోగ్యం అనేది వ్యక్తిగత బాధ్యత మాత్రమే కాదు, మన ప్రభుత్వాలు మరియు విధాన నిర్ణేతలు కూడా పెద్ద పాత్ర పోషిస్తాయని అర్థం చేసుకోవడం చాలా ముఖ్యం. కాలుష్యం యొక్క ఉదాహరణ తీసుకోండి. డయాబెటిస్, క్యాన్సర్, గుండె జబ్బులు వంటి ఎన్‌సిడి లకు కాలుష్యం ఒక స్వతంత్ర ప్రమాద కారకం అని సైన్స్ ఇప్పుడు

నిశ్చయంగా నిరూపించింది. దీని అర్థం ఒక వ్యక్తి స్థాయిలో మీరు సరిగ్గా తినడానికి అన్ని ప్రయత్నాలు చేసినప్పటికీ, ధూమపానం త్రాగవద్దు.ఆల్కహాల్, క్రమం తప్పకుండా వ్యాయామం చేయండి మరియు సమయానికి నిద్రపోండి, మీరు కలుషితమైన నగరంలో నివసిస్తున్నందున మీరు ఈ వ్యాధులకు గురయ్యే అవకాశం ఉంది. జంక్ ఫుడ్, ముఖ్యంగా పిల్లలను టార్గెట్ చేసిన ప్రకటనలు మరియు వారి ఆరోగ్యంపై దాని ప్రభావంపై పాలసీలు మరొక ఉదాహరణ. అదేవిధంగా ప్లాస్టిక్ ప్యాకేజింగ్‌ని నియంత్రించడం ద్వారా, జంక్ ఫుడ్‌పై పన్నులు విధించడం ద్వారా ప్రభుత్వాలు మరియు విధాన నిర్ణేతలు మన ఆరోగ్యంపై పెద్ద ప్రభావం చూపవచ్చు. తాజా ఆహారం కోసం గ్రామీణ-పట్టణ లింకేజీలను సులభతరం చేయడం, నడిచే నగరాలను ఫుట్‌పాత్‌లు మరియు పచ్చటి ప్రదేశాలతో ప్రచారం చేయడం, మొదలైనవి కాబట్టి మీరు ఏమి చేయవచ్చు? ప్రభుత్వంలోని మీ ప్రతినిధుల నుండి అలాంటి విధానాలకు ఓటు వేయండి మరియు డిమాండ్ చేయండి.

మీ కోసం మరియు మీ కుటుంబానికి స్థిరమైన ఆరోగ్యాన్ని నిర్ధారించడానికి మీరు వ్యక్తిగత స్థాయిలో ఇంకా చాలా చేయవచ్చు. మరియు ఈ పుస్తకం ఇక్కడ వస్తుంది. అయితే డైట్ ప్యాటర్న్, వర్కౌట్ పాలన లేదా జీవనశైలిని నిర్ణయించడం గురించి ఒకరు ఎలా నిర్ణయిస్తారు? మంచి ఆరోగ్యానికి దారి తీస్తుందా? అదృష్టవశాత్తూ మాకు, న్యూట్రిషన్ సైన్స్‌లో సరికొత్తది అదే సాంప్రదాయిక ఆహర వివేకం మరియు ఇంగితజ్ఞానంతో ముందు భాగంలో ఉంది. సైన్స్‌తో సాంప్రదాయ జ్ఞానం కలిసిరావడంతో నేను మూడు సులభమైన నియమాలను రూపొందించాను. ఇది మీరు ఆరోగ్యం మరియు ఫిట్‌నెస్‌కు స్థిరమైన మార్గంలో ఉన్నారో లేదో నిర్ణయించడంలో మీకు సహాయపడతాయి.

స్థిరమైన ఆరోగ్యం యొక్క మూడు నియమాలు

1.   జీవక్రియ ఆరోగ్య పారామితులు వర్సెస్ బరువు తగ్గడం
    విషయం ఏమిటంటే, డైట్ ట్రెండ్లు కొత్తపేరు మరియు కొత్త గేమ్ తో తిరిగి వచ్చినప్పటికీ, ప్రాథమిక ఆవరణ అదే విధంగా ఉంటుంది. బరువు తగ్గడం. కొన్నిసార్లు పూర్తిగా, కొన్ని సార్లు నిర్విషీకరణ, పునరుజ్జీవనం, మధుమేహం, క్యాన్సర్ నిరోధకం వంటి పదాలు మరియు భావనలతో అలంకరించబడి ఉ

ంటుంది, కానీ ఏదైనా ఆహార ధోరణి వృద్ధి చెందాలంటే, బరువు తగ్గడం అనేది కేంద్ర స్తంభం. వైరల్ డైట్ ట్రెండ్ గురించి ఎప్పుడైనా విన్నారా? దీని వాగ్దానం ఒక్కటే 'అందరికీ ఆహార భద్రత' లేదా మెరుగైన జీర్ణక్రియ మరియు అసిడిటీ వంటి నిరాడంబరమైనది కూడానా? మల్టీ–బిలియన్ డాలర్ల ఆహార పరిశ్రమ లాభదాయకంగా ఉండటానికి బరువు తగ్గడంపై మన దృష్టి అవసరం. కానీ మన దైనందిన జీవితంలో మనం గమనించేది ఏమిటంటే, మనం శ్రద్ధ తీసుకుంటే, మన శ్రేయస్సు విషయానికి వస్తే నిజంగా ముఖ్యమైనవి సాధారణంగా మనం బరువు కొలమానంలో లేదా ఏ స్థాయిలో కొలవలేము. మనం రాత్రి బాగా నిద్ర పోతున్నామా, మేల్కొంటున్నామా, తాజాగా మన శక్తి స్థాయిలు మంచిగా ఉంటాయా, మనం ఎసిడిటీ ఉబ్బరం మరియు అజీర్తితో బాధపడుతున్నామా, భోజనం తర్వాత మనకు తీపి కోరికలు వస్తాయా, మనం చురుకుగా ఉండి పాటించగలమా? వ్యాయామ ప్రణాళికలతో మరియు మనకు బాధాకరమైన PMS మరియు పీరియడ్స్ మొదలైనవి ఉన్నాయా?

శాస్త్రీయ పరిభాషలో, పై పారామితులు జీవక్రియ ఆరోగ్యం యొక్క సర్రోగేట్ కొలతలు. మీ హార్మోన్లు ఎంత బాగా ప్రవర్తిస్తున్నాయో, మీ గుండె ఆరోగ్యం ఎలా ఉంటుందో, మీ గట్ బ్యాక్టీరియా ఎంత వైవిధ్యంగా ఉంటుందో, మీ బ్లడ్ షుగర్ బాగా నియంత్రించబడుతుందా, ఇంకా చాలా ఎక్కువ అనే విషయాలను వారు సూచిస్తారు. మరో మాటలో చెప్పాలంటే, అవి డయాబెటిస్, క్యాన్సర్, పిసిఒడి, థైరాయిడ్ పరిస్థితులు, గుండె జబ్బులు, మానసిక ఆరోగ్య సమస్యలు వంటి ఎన్సిడిలకు మీరు గురయ్యే సూచికలు, మరియు గుర్తుంచుకోండి, ప్రపంచవ్యాప్తంగా ప్రారంభ మరణాలలో దాదాపు 75% ఎన్సిడిలదే.

మరియు ప్రజారోగ్యం క్షీణించడానికి అతిపెద్ద కారణాలలో ఒకటి, డైట్ ట్రెండ్లు విస్తరిస్తున్నప్పటికీ, జీవక్రియ ఆరోగ్యం వ్యయంతో బరువు తగ్గడంపై ఒకే దృష్టితో దృష్టి పెట్టడం. మంచి ఆరోగ్యానికి కారణమయ్యే కథనం కాబట్టి బరువు తగ్గడం నుండి జీవక్రియ ఆరోగ్యానికి మారాలి.

మీ బరువు యంత్రం మీకు ఏమి చెప్పదు

శరీర బరువు కొవ్వు లేదా ఫిట్‌నెస్‌కు సూచిక కాదు. ఇది కేవలం యే బక్ర కిట్నీ మే కటేగా యొక్క సూచిక. మేడమ్, మాకు న్యూ ఇయర్ ప్యాకేజీ ఆఫర్ జరుగుతోంది. మీరు కేవలం 5 కిలోలు చెల్లించాలి. హమ్ ఆప్ కో 2 కేజీలు నష్టపోతారు. తూకం వేసే యంత్రం అందించే మొత్తం ప్రయోజనం ఇది. అందుకే మొదటి రోజు నుండి నా పనిలో నేను ఎన్నడూ తూనికల ప్రమాణాలను ఉ పయోగించలేదు. నా ఖాతాదారులలో కొందరు ఈ ఆలోచనను ఇష్టపడ్డారు. 'రిలాక్స్ లాగ్‌టేయ్ ఇదార్ కే' అని ఒక క్లయింట్ చెప్పాడు. డైట్ కోసం ఆమె ఇంతకుముందు చేసిన అన్ని ప్రదేశాలలో, ఆమె మొదట తగినంతగా కోల్పోలేదని మందలించి ఆపై కఠినమైన ఆహారం, చాలా తక్కువ ఆహారం మరియు ఎక్కువ వ్యాయామంతో శిక్షించబడతారు. (ఎక్కువగా నడవడం) తదుపరి అపాయింట్‌మెంట్ వరకు.

మీ ఆహారం లేదా కండరాలు మరియు ఎముకల సాంద్రతపై రాజీ పడటం ద్వారా చాలా ఆహారాలు శరీర బరువును తగ్గిస్తాయి. అందుకే మీరు బరువు తగ్గడంతో బలహీనంగా, అనారోగ్యంగా మరియు మరింత చిరాకుగా ఉంటారు. మీ చుట్టూ ఉన్నవారు మీరు అనారోగ్యంతో ఉన్నట్లు అనిపించడం మొదలుపెట్టారు. మరియు మీరు రెండు నెలల్లో 7 కిలోలు కోల్పోయినందున వారు కేవలం అసూయపడే బిచ్‌లు అని మీరు భావించడం ప్రారంభిస్తారు.

ప్రజలు బరువు కోల్పోతారు, యా, యుద్ధంలో, అనారోగ్యం, ఒత్తిడిలో. కరినా కపూర్ చెప్పినట్టుగా, చిరునవ్వుతో మరియు మీకు ఇష్టమైన ఆహారంలో రాజీ పడకుండా బరువు తగ్గడం, దాని మీద నిద్ర పోకుండా, దిన్ కా గొలుసు కోల్పేకుండ, జీవితం కా మజా కోల్పేకుండా. ఆలోచన మీ పాదాలపై తేలికగా ఉండాలి. ప్రమాణాలపై కాదు.

ప్రతి ఒక్కరూ ఇంకా ఎందుకు బరువును కొలుస్తున్నారు అని మీరు నన్ను ఇంకా అడుగుతుంటే, అది వ్యాపారానికి మంచిది. సంఖ్యలు చాలా లాభదాయకమైన ప్రతిపాదన. ఆహారం, ఫార్మా మీడియా – బరువు తగ్గించే పరిశ్రమ వాటన్నింటినీ తినిపిస్తుంది మరియు వాటిని పోషిస్తుంది. వాస్తవానికి ఇది ఈ పరిశ్రమల కంటే దాని నెట్‌ని మరింత విస్తృతంగా ప్రసారం చేస్తుంది – గూగుల్ ఫిట్‌బిట్‌ను కొనుగోలు చేస్తుందని మీరు ఎందుకు అనుకుంటున్నారు? ఆరోగ్యం, మనం దానిని గ్రహించే విధానం, దానిని సంఖ్యలతో ట్రాక్ చేయాలనే మన మన ముట్టడి చాలా లాభదాయకమైన ప్రతిపాదన.

2.   ఫిట్‌నెస్‌కు ఆల్‌రౌండ్ వర్సెస్ వన్ – డైమెన్షనల్ విధానం

ఒకసారి మనం బరువు తగ్గడం దాటిన తర్వాత, ఫిట్‌బాడీకి సంబంధించిన అనేక అంశాలు–హార్మోన్లు, అవయవాలు, ఉన్నాయని తెలుసుకుంటాం. ఎముకలు, కండరాలు, స్నాయువులు, కీళ్ళు, చర్మం, జుట్టు మరియు మరెన్నో. మరియు వారు ఒంటరిగా పనిచేయరు కానీ ఒకరిపై ఒకరు ఆధారపడి ఉంటారు. మనమందరం ఆరోగ్యంగా ఉండాలంటే ఆరోగ్యకరమైన విధానం అవసరమని స్పష్టమవుతుంది.

పైన పేర్కొన్న అన్నింటికి కారణమయ్యేది మరియు ఏదైనా ఒక అంశంపై ఒంటరిగా పనిచేయదు, ట్యాగ్ లైన్‌తో వచ్చే ఆదేశాలు లేవు – వ్యాయామం అవసరం లేదు. నడవండి; పిల్లి దేనినైనా చెపుతుంది. అన్నింటినీ కాల్చండి; నిద్రపోవడం మరియు కోలుకోవడం అవసరం లేని జీవనశైలి లేదు. ఆహారం, కార్యాచరణ, వ్యాయామం మరియు నిద్ర కలిసి నిలకడగా ఉండే ఆరోగ్యానికి అన్ని విధాలుగా ఉపయోగపడతాయి. మరియు ఈ అంశాలలో ప్రతిదానికి కార్బోహైడ్రేట్లు, ప్రోటీన్లు మరియు కొవ్వులుగా విచ్చిన్నం కాకుండా ఉండటానికి ఒక ఆల్‌రౌండ్ విధానం అవసరం. కార్యకలాపాలు మరియు వ్యాయామం నడక లేదా కార్డియోకి పరిమితం కాదు; రోజూ నిద్ర మరియు కోలుకోవడం వారాంతపు అబద్ధాలు కాదు.

అలాగే, జీవితం తెచ్చే రోజువారీ అడ్డంకులు, అంటే, మీ పని, ప్రయాణం, కుటుంబ బాధ్యతలు మొదలైనవి పరిష్కారంలో భాగంగా మారాలి మరియు వాటిని పరిగణనలోకి తీసుకోని ఏదైనా ఆహారం లేదా వ్యాయామ పద్ధతి విజయవంతం కాదు, సాధారణ ఉదాహరణలు రోజంతా మానసిక లేదా శారీరక ప్రయత్నం మరియు వారి పేలవమైన పనితీరు (తక్కువ శక్తి, మైగ్రేన్లు, తప్పిపోయిన కాలాలు, ఆమ్లత్వం, కీళ్ల నొప్పులు మొదలైనవి) తక్కువ కేలరీల ఆహారంలో అడపాదడపా ఉపవాసం, రోజుకు 2 భోజనం మొదలైనవి.

మానవ ఆకలి యొక్క జీవశాస్త్రం

రెండవ ప్రపంచ యుద్ధం ఐరోపాను నాశనం చేసినప్పుడు, అతిపెద్ద కిల్లర్ ఆకలి. మొత్తం జనాభా ఆకలితో ఉంది మరియు ఆకలి యొక్క శారీరక ప్రభావాల గురించి శాస్త్రీయ సమాచారం అందుబాటులో లేదు. ఆధునిక పోషణ విజ్ఞాన పితామహుడిగా పరిగణించబడుతున్న అమెరికాలోని మిన్నెసోటాలోని శాస్త్రవేత్త అన్సెల్

కీస్ ఒకఅధ్యయనం నిర్వహించాలని నిర్ణయించుకున్నారు. 1944లో అతను ఆరోగ్యకరమైన వయోజన వాలంటీర్లను ఏడాది పొడవునా నియమించాడు. పాల్గొనేవారి సాధారణ క్యాటింగ్ సరళి, తదుపరి ఆరు నెలలు ఆకలి మరియు చివరి మూడు నెలల పునరావాసం గమనించడానికి మొదటి మూడు నెలలు మూడు భాగాలుగా చేసిన ప్రయోగం. ఇక్కడ గమనించవలసిన అత్యంత ఆసక్తికరమైన విషయం ఏమిటంటే, ఆకలిని అనుకరించడానికి, పాల్గొనేవారు రోజుకు రెండు భోజనాలు మాత్రమే పెట్టారు. ఇది ఒక సాధారణ దినచర్య మరియు ప్రతిరోజూ 6−7 కిలోమీటర్ల నడకతో కూడి ఉంటుంది.

ఆకలితో ఉన్న కొన్ని వారాలలో, పాల్గొనేవారు శక్తి మరియు శక్తి స్థాయిలలో భయపెట్టే క్షీణతను నివేదించారు. వారు వృద్ధులుగా, నిరంతరం అలసిపోవడం మరియు చిరాకుగా ఉంటారు. వారు 'మానసిక ఉదాసీనత'తో బాధపడుతున్నారు, ఇందులో లైంగిక జీవితంతో సహా రోజువారీ జీవితం అన్ని చిత్యాలను కోల్పోయింది. మరియు వారు ఆహారం పట్ల నిమగ్నమయ్యారు. వారి జీవక్రియ తీవ్రంగా మందగించింది మరియు అనేక ప్రేగు కదలికలు వారానికి ఒకసారి తగ్గుతాయి. వారి రక్త పరిమాణం 10% తగ్గింది, ముఖం, చీలమండలు మరియు మోకాళ్లపై వాపు వచ్చింది మరియు వారి గుండె పరిమాణం తగ్గిపోయింది, చాలా గగుర్పాటుగా, పాల్గొనేవారు చాలా సన్నగా కనిపించే బదులు, అందరూ చాలా లావుగా ఉన్నారని అనుకోవడం ప్రారంభించారు. అనోరెక్సిక్స్ ప్రదర్శించిన అదే మనస్తత్వం అరి పరిశోధకులు తరువాత గుర్తించారు. వారు ప్రారంభించడానికి అధిక బరువు లేనప్పటికీ, ఎంచుకున్న ఆరు నెలల్లో సగటున వారి శరీర బరువులో 25% కోల్పోయారు.

అధ్యయనం పూర్తయిన తర్వాత, కొంతమంది పాల్గొనేవారు వారు సాధారణంగా తినే ఆహారం కంటే ఐదు రెట్లు ఎక్కువ తినడం గురించి నివేదించారు. చాలా సంవత్సరాల తరువాత, వారు ఎంత తిన్నారనే దానితో సంబంధం లేకుండా వారు నిరంతరం ఆకలి అనుభూతిని నివేదించారు. ఈ అధ్యయనం 1951లో రెండు వాల్యూమ్‌ల పుస్తకం. ది బయాలజీ ఆఫ్ హ్యూమన్ స్టార్వేషన్‌గా ప్రచురించబడింది.

ఈ ప్రయోగం కోసం వాలంటీర్లు సైన్స్ కొరకు మరియు ఆకలితో బాధపడుతున్న తోటి మానవులకు సహాయం చేయడానికి దీనిని చేసారు. ఇది తమ జీవితంలో అత్యంత చెత్త సమయం అని వారు అభివర్ణించారు.

3. దీర్ఘకాలిక వర్సెస్ స్వల్పకాలిక పరిష్కారాలు

స్థిరమైన ఆరోగ్యం యొక్క మరొకఅంశం. సుస్థిర పదం యొక్క అర్థంలో నిర్మించ బడినది, దీర్ఘకాలిక ఆరోగ్య భావన, మీరు ఆహారం ఎంపిక చేసుకున్న ప్రతిసారీ లేదా నిర్దిష్ట ఆహార ధోరణి లేదా జీవనశైలిని అనుసరించాలనే నిర్ణయం, మీకు మీరే ప్రశ్నించుకోవలసిన మొదటి ప్రశ్న నా జీవితాంతం నేను దీన్ని కొనసాగించవచ్చా మరియు నా పిల్లలు ఇలా తినడం వల్ల కూడా నేను సంతోషంగా ఉన్నానా? అది గ్రహించడానికి చాలా ఎక్కువ అనిపిస్తే, రాబోయే 15 సంవత్సరాలు లేదా ఐదు సంవత్సరాల గురించి ఏమిటి? కాకపోతే, మీరు దీన్ని ఎందుకు చేయాలనుకుంటున్నారో మీరు నిజంగా పునరాలోచించాలి. త్వరిత బరువు తగ్గడం అనేది దీర్ఘకాలిక ఇబ్బందులకు విలువైనది కాదు.

మానవ శరీరం స్వల్పకాలిక చర్యలకు బాగా ప్రతిస్పందించడానికి రూపొందించబడనప్పటికీ, మరోవైపు, మన మెదడు దీర్ఘకాలికంగా అర్థం చేసుకోవడం చాలా కష్టం మరియు తక్షణ రివార్డులపై ఎక్కువ ఆసక్తి చూపుతుంది. బరువు తగ్గించే పరిశ్రమ దాని ప్రయోజనానికి ఉపయోగించేది ఇదే మరియు ఆ ఉచ్చులో పడకుండా ఉండటానికి ఏకైక మార్గం మిమ్మల్ని నిరంతరం గుర్తు చేసుకోవడం. త్వరగా బరువు తగ్గడానికి సాధారణంగా ప్రాక్సీగా ఉపయోగించే శీఘ్ర ఫలితాలు, శరీరంలో నెమ్మదిగా క్షీణతకు దారితీస్తాయి మరియు కొన్నిసార్లు కోలుకోలేనివి. మేము సాధారణంగా ఐదేళ్ల క్రితం చేసిన నెల రోజుల లిక్విడ్ డైట్ మరియు ఇప్పుడు కనిపించే లివర్ దెబ్బతినడం మధ్య సంబంధాన్ని ఏర్పరుచుకోము.

మంచి ఆరోగ్యానికి మార్గం.

ఆరోగ్యం అనేది ప్రాథమిక హక్కు, నిజంగా మానవ హక్కుల సమస్య. న్యూయార్క్ వంటి నగరంలో కూడా, బ్రోంక్స్ మాన్హాటన్ కంటే ఆరోగ్య పారామితులపై పేలవంగా ఉంటారు. మనం ఎక్కడ నివసిస్తున్నామో, ఆరోగ్య సంరక్షణ, స్వచ్ఛమైన గాలి మరియు విద్య, పేదరికం మరియు లింగంతో సహా అనేక ఇతర అంశాలు మన ఆరోగ్యాన్ని ప్రభావితం చేస్తాయి. యు.కె. లోని మనోహరమైన విశ్వవిద్యాలయ నగరమైన న్యూకాజిల్‌లో జరిగిన ఒక ఆసక్తికరమైన అధ్యయనం, జెస్మండ్‌లో నివసించిన వారితో పోలిస్తే బైకే అనే ప్రాంతంలో నివసించే ప్రజలు ఆరోగ్య పారామితులపై చెడుగా పని చేశారని తేలింది. బైక్ ఒక పేద ప్రాంతం, జెస్మండ్ ఒక పొరుగు ప్రాంతం.

ఇంటికి దగ్గరగా, భారతదేశంలో అత్యంత చెత్తగా ఢిల్లీ మరియు పంజాబ్ ర్యాంకింగ్ మీకు ఉంది. వాటి కాలుష్య స్థాయిల గురించి త్వరిత పరిశీలిస్తే ఎందుకు చెబుతుంది. మీ పిన్ కోడ్ ఇప్పుడు మీ ఆరోగ్యాన్ని ప్రభావితం చేయడంలో కీలకమైన అంశంగా ఉద్భవిస్తోంది. మరియు ఇది మీరు నగరాల్లో నివసించే దేశంతో సంబంధం లేకుండా ఏ నగరంలోనైనా ఘెట్టోలు లేదా పేద ప్రాంతాలు అనారోగ్యంతో బాధపడతాయి.

మరోవైపు, ధనవంతులు కొన్నిసార్లు కేవలం రెండు సార్లు తినడం వల్ల యోగిన్ అవుతారని లేదా గ్రోత్ హార్మోన్‌లో 200% పెరుగుదలను ఇస్తారని నమ్ముతారు. (GIA క్యారేజ్ మొత్తం GII, మీకు నిజంగా ఉప్పెన వచ్చినా) లేదా తినడం మాత్రమే మాంసం వాటిని మసాల్‌గా మారుస్తుంది. 'మాసాయి దేఖా హై క్యా, మాసాయి? అని నా క్లయింట్ అడిగాడు. 'ఖలీ మీట్ ఖతే హై వోహ్ లాగ్,' కాబట్టి అవి సరిపోతాయ' అని అతను నాకు తెలియజేశాడు. దేఖో బాస్, మాంసాహారం మాసాయిలా తయారవుతుందని మేము భావిస్తే మేము లాలా ల్యాండ్‌లో నివసిస్తున్నాం– అది కాదు. మీరు మీ మెర్సిడెస్‌లో తిరుగుతారు. డ్రైవర్ తలుపు తెరుస్తాడు. EA మీ ల్యాప్‌టాప్‌ను తీసుకువెళుతుంది, ఇంటర్న్ మీ VC ని డైట్ కాల్‌లో కూడా కలుపుతుంది. మాసాయి అడవిలో స్వేచ్ఛగా తిరుగుతాడు. సింహం దాడి చేసినా, గుడిసెలో ఉండి, ఆవులను మైళ్ల కొద్దీ మేపుతుంది (మరియు దశలను లెక్కించదు) వేటాడవచ్చు లేదా కనీసం భయపెట్టవచ్చు. మాంసాహారం తినడం ద్వారా మసాయిగా మారరు, దానిని మర్చిపోండి. అలాగే, మీకు ఇప్పటికే 43 సంవత్సరాలు, ఇది మిమ్మల్ని చాలా అదృష్టవంతుడిగా చేస్తుంది, ఎందుకంటే మాసాయి పురుషుల సగటు ఆయుర్దాయం 42.

మాంసాహారి లేదా శాకాహారి?

ఇటీవల, మాంసాన్ని తినడం ఆరోగ్యానికి ప్రమాదకరం కాదని పరిశోధనలో ఇప్పుడు రుజువైందని మరియు ఇన్ని సంవత్సరాలుగా మనం తప్పుదోవ పట్టించామని ప్రకటించిన ఒక శీర్షిక ఉంది. మాంసాహారం తీసుకోవడం పరిమితం చేసిన అధ్యయనాలు చూసిన అదే డేటాను వారు చూశారు మరియు వారి ఫలితాలు గణాంకపరంగా అసంబద్ధం అని కనుగొన్నారు, కీటో కమ్యూనిటీ నిరూపించబడింది. మరోవైపు, శాకాహారి కమ్యూనిటీ కూడా చాలా సంతోషించవలసి ఉంది. గేమ్ ఛేంజర్స్ అనే డాక్యుమెంటరీ ఒకప్పుడు హార్ట్ – కోర్ మాంసం తినేవారిని మొక్కల ఆధారిత

ఆహారంగా విజయవంతంగా మారుస్తోంది. విరాట్ కోహ్లి తాను శాకాహార అథ్లెట్‌గా ఎలా మెరుగ్గా ఉన్నానో మరియు ఈ సంవత్సరాల్లో తాను నమ్మిన ఆహారం ఒక అపోహ అని కూడా ట్వీట్ చేశాడు.

దాదాపు ప్రతిరోజూ, ఒకప్పుడు కీటో శాకాహారిగా మారిన మరియు వారి మునుపటి ఆహారాలను విస్మరించే ప్రభావశీలురు ఉన్నారు. అది మనల్ని ఎక్కడ వదిలిపెడుతుంది? సామాన్యులు? చాలా మంచి ప్రదేశంలో, నేను చెప్తాను. ప్రారంభంలో, మనుషుల వలె ఆహారం వైవిధ్యమైనది అని మనం గ్రహించాలి మరియు మనం పెరిగిన విధంగా పూర్తిగా అర్థమే, మన జీవితాలను నిజంగా క్లిష్టతరం చేయకుండా, అది మనకు పోషణను అందిస్తుంది మరియు సాంస్కృతిక మరియు వాతావరణ – సున్నితమైనది కూడా.

ఇది నిజంగా మాంసానికి సంబంధించినది కాదు కానీ మన శరీరాన్నిలేదా గ్రహం మీద హాని కలిగించకుండా స్థిరమైన పద్ధతిలో తినడం. కాబట్టి, మీరు సాంప్రదాయ మాంసాహారం తినే సమాజానికి చెందినవారైతే, మీ బామ్మ మీకు నేర్పించినట్లుగా, వారానికి రెండు, మూడు సార్లు మాంసాహారం మరియు బియ్యం లేదా భక్రి మరియు సబ్జీలతో మాంసాన్ని తినే అలవాటుకు తిరిగి వెళ్ళండి. మరియు మీరు శాకాహారులు అయితే, మాంసకృత్తుల గురించి చింతించకండి, మీ బామ్మ మీకు నేర్పించినట్లే అన్నం మరియు భక్రీలు మరియు సబ్జీలతో మీ పప్పులు మరియు పప్పులను తినండి.

మరియు మీరు ఆవుల పట్ల అసభ్యంగా ప్రవర్తించడం వలన పాడి నుండి బయటపడాలనుకుంటే, అది పారిశ్రామిక పాలకు సంబంధించినది అయితే, భారతదేశంలోని మెజారిటీ చిన్న రైతులకు ఇది పూర్తిగా నిజం కాదని తెలుసుకోండి. నైతికంగా లభించే పాలకు మాకు ఇంకా ప్రాధ్యత ఉంది (మరియు దాని వద్ద చవకైనది), బాదం లేదా సోయా పాలు కోసం దానిని ఎందుకు వదులుకోవాలి? ఇంత భారీ జనాభా కోసం బాదం పాలను ఉత్పత్తి చేయడానికి భూమి క్షీణత మరియు పర్యావరణం కోల్పోవడం గురించి ఏమిటి?

కాబట్టి కీటో లేదా శాకాహారికి సమాధానం ఏమిటి? పైవి ఏవీ లేవు. మీరు తినడం పెరిగిన విధంగా తినండి,

PS అన్ని ఆహార పోకడలు మరియు ఆహార సంబంధిత శీర్షికలు పరిశ్రమ ఆధారిత.

రోజు చివరలో, ముగింపు కంటే సాధనం చాలా ముఖ్యం అని గుర్తుంచుకోండి, కనీసం, అది యోగా, ఆయుర్వేదం మరియు కర్మ మనకు బోధిస్తుంది. ఉదాహరణకు, అది ఆ శిర్సాసనంలోకి ప్రవేశించడం గురించి కాదు, కానీ మీరు అక్కడికి ఎలా చేరుకుంటారు అనే దాని గురించి. మీ కోర్లోని బలంతో లేదా పడిపోతారనే భయంతో మీరు అక్కడికి చేరుకున్నారా? మీరు హడావిడిగా గోడపైకి దూసుకెళ్తున్నారా లేదా ప్రపంచం తలక్రిందులుగా ఉన్నప్పుడు స్థిరంగా ఉండటానికి శరీరాన్ని నేర్పిస్తారా, అక్కడికి చేరుకోవడానికి మీకు ఏడాది పట్టినా? స్పైడర్ నెమ్మదిగా తిరుగుతూ, రాజును కాపాడేటప్పుడు కూడా జీవితకాల పాఠాన్ని నేర్పిన వెబ్ కథ మీకు గుర్తుందా?

శిర్సాసన ఉదాహరణను ముందుకు తీసుకుందాం. సరైన విధంగా చేయడం వల్ల మీకు ఒక సంవత్సరం ఖర్చువుతుంది కానీ దాని ప్రభావం మీ తదుపరి జీవితంలో కూడా పడుతుంది. మరియు ఈ జీవితంలో, మీ ఉబెర్ డ్రైవర్ ఆకస్మికంగా బ్రేకులు వేసినప్పుడు మీ వెన్నెముకను ఎలా స్థిరంగా ఉంచుకోవాలో ఇది మీకు నేర్పుతుంది. మీరు మీ మడమల చుట్టూ తిరిగినప్పటికీ మీ దూడలను ఎలా పొడిగించాలో ఇది మీకు నేర్పుతుంది, ఇది మీ జీర్ణక్రియను సున్నితంగా చేస్తుంది, నేపథ్యంలోనే ఉంటుంది మరియు వీటన్నింటి ద్వారా మిమ్మల్ని ఎంకరేజ్ చేయడం. ఇది ఉపచేతనమైన అభ్యాసం మరియు సంబంధం లేని కార్యకలాపాలకు క్యారీ ఓవర్ ప్రయోజనం, అది పట్టే సమయాన్ని సమర్ధిస్తుంది. త్వరితగతిన ప్లానింగ్ చేయడం వలన అది మీకు లభించినట్లుగా కనిపిస్తుంది పడిపోతుందనే నిరంతర భయంతో వస్తుంది మరియు క్యారీ ఓవర్ లేదు లాభాలు.

ఆధునిక చరిత్రలో, జనాభా సమిష్టిగా బరువు తగ్గిన ఏకైక దేశం (పెద్దలందరి సగటు) క్యూబా. ఇది 1990ల ప్రారంభంలో, సోవియట్ యూనియన్ కూలిపోయింది మరియు క్యూబన్ల సగటు కేలరీల వినియోగం 3000-3200 నుండి సుమారు 2400కి పడిపోయింది. యుఎస్ ఆంక్షలు ఆహారం మరియు ఇంధన కొరతకు దారితీసింది మరియు పబ్లిక్ బస్సులు కూడా నడపడం మానేశాయి. కాస్ట్రో దీనిని పీరియాడో స్పెషల్ (స్పెషల్ పీరియడ్)గా ప్రకటించారు. కాలం ఆహరాన్ని చూసింది. రేషన్, చిన్న స్థాయి తోటల పెంపకం మరియు ఒక మిలియన్ కంటే ఎక్కువ చైనీస్ నిర్మిత చక్రాల పంపిణీ, ఆశ్చర్యపోనవసరం లేదు. ప్రజలు బరువు తగ్గరు (సగటున 5.5 కిలోలు) మరియు

మధుమేహం మరియు గుండె జబ్బులకు జాతీయ సగటులు పడిపోయాయి. బ్రిటీష్ మెడికల్ జర్నల్ ఈ దృగ్విషయాన్ని కవర్ చేసింది, తక్కువ తినడం మరియు ఎక్కువ కదిలించడం జనాభా ఆధారిత జోక్యంగా ఎలా ఉపయోగపడుతుందో హైలైట్ చేస్తుంది.

కొత్త సహస్రాబ్దిలో క్యూబన్ ఆర్థిక వ్యవస్థ పుంజుకోవడంతో 1995 నుండి 2011 వరకు ఊబకాయం రేట్లు మూడు రెట్లు పెరిగాయి. ఆహారం మరియు ఇంధనం తిరిగి వచ్చాయి, మధుమేహం మరియు గుండె జబ్బుల రేట్లు కూడా పెరిగాయి. అయితే 1900 లకు వెళ్లాలనుకుంటున్నారా అని ఏదైనా క్యూబన్‌ను అడగండి మరియు వారు తమ జీవితంలో మళ్లీ ఎన్నడూ వెళ్లాలని అనుకోరు. బ్రిటీష్ మెడికల్ జర్నల్‌లో దీని గురించి వ్రాసిన రచయితలు కూడా 1990ల నాటి విషాదం మానవ నిర్మితమని (అంతర్జాతీయ రాజకీయాల ద్వారా) మరియు అది ఏ జనానికి మళ్లీ జరగకూడదని నిర్ధారించారు. ప్రత్యేక కాలంలోని సామాజిక మరియు ఆర్థిక సవాళ్లను క్యూబన్లు ఎదుర్కొన్న గౌరవం మరియు ధైర్యానికి వారు అధిక ప్రశంసలు పొందారు.

ఇంటికి దగ్గరగా, కాశ్మీర్ ప్రజలకు ఎక్కువ కాలం ఇంటర్నెట్ యాక్సెస్ లేదు. మీరు జనాభా ఆధారిత అధ్యయనం చేస్తే, తగ్గిన స్క్రీన్ సమయం ఎలా మెరుగైన ఆరోగ్య ఫలితాలకు దారితీసిందో, టెక్-నెక్ భంగిమలో తగ్గుదల మరియు తక్కువ వెన్నునొప్పి మరియు మెరుగైన నిద్ర నాణ్యతను మీరు ప్రదర్శించవచ్చు. కానీ ఒకసారి ఆంక్షలు ఎత్తివేయబడలేదు, స్క్రీన్ సమయాన్ని తగ్గించే ఇంటర్నెట్ అడ్డంకిని కాశ్మీరి ఫైన్ చేయదు లేదా రొమాంటిక్ చేయదు. వారు గాడ్జెట్లకు ప్రతీకారంతో తిరిగి వెళ్తారు.

సుదీర్ఘ కథనం, ఆర్థిక లేదా భద్రతా సంక్షోభం లేకుండా ఆరోగ్యాన్ని మెరుగుపర్చడానికి ఏకైక మార్గం విద్య, న్యాయవాది, స్వీయ నియంత్రణ దిశగా మరింత తెలివైన మరియు స్థిరమైన మార్గాన్ని తీసుకోవడం. ఇది ఫిట్నెస్ ప్రాజెక్ట్ యొక్క పునాదిని కూడా ఏర్పరుస్తుంది. మీరు మార్గదర్శకాలను కలిగి ఉండాలి మరియు వాటి కోసం ఒకరోజు పని చేయాలి, ఘాయ్ లేదు. కుందేలు కాదు, తాబేలుగా ఉండండి. ఇది బరువు తగ్గడం గురించి కాదు, సరైన, స్థిరమైన మార్గంలో చేయడం గురించి, రండి, పేజీని తిప్పండి మరియు ప్రారంభిద్దాం.

అధ్యాయము 3

12 మార్గదర్శకాలు

12 మార్గదర్శకాలను క్రింది మూడు వర్గాలుగా విభజించవచ్చు:

1. ఆహారం మరియు తినే పద్ధతుల ఆధారంగా – ఈ మార్గదర్శకాలు స్థానిక మరియు సాంస్కృతికంగా అనుకూలమైన ఆహారాలను చేర్చాలని మరియు సమయం పరీక్షించిన ఆహార పద్ధతులను అనుసరించమని మిమ్మల్ని అడుగుతాయి. మార్గదర్శకాలను అనుసరించడంతో పాటు, మీరు 3 S లు సరిగ్గా తినడం, కూర్చోవడం, నిశ్శబ్దం మరియు ఇంద్రియాలను అభ్యసించవచ్చు. వీలైనప్పుడల్లా, సుఖాసనంలో కూర్చొని మీ భోజనం తినండి, నిశ్శబ్దంగా తినండి మరియు తినడానికి మీ చేతులను ఉపయోగించండి.

2. ఈ మార్గదర్శకాల ఆధారంగా శారీరక శ్రమ మరియు వ్యాయామం మీ రోజువారీ జీవితంలో కదలికను ఇంజనీర్ చేయమని మరియు క్రమం తప్పకుండా వ్యాయామం చేయమని కూడా మిమ్మల్ని ప్రోత్సహిస్తాయి. వారు కార్యాచరణ మరియు వ్యాయామం మధ్య వ్యత్యాసాన్ని నొక్కి చెప్పారు మరియు రెండూ మంచి ఆరోగ్యానికి ఎలా కీలకమో వివరిస్తాయి.

3. రోజువారీ అలవాట్ల ఆధారంగా – ఈ మార్గదర్శకాలు గాడ్జెట్ల హానికరమైన ప్రభావం, ముఖ్యంగా నిద్ర మరియు పునరుద్ధరణపై దృష్టి పెడతాయి, అలాగే మీ ఆహారం మరియు నీటితో ప్లాస్టిక్‌ని రోజూ తగ్గించే ఆలోచనలను కూడా అందిస్తుంది. మేము మార్గదర్శకాలతో ప్రారంభించడానికి ముందు, మీ రోజువారీ జీవితంలో వాటిని ఎలా ఉత్తమంగా అమలు చేయాలో ఒక చిన్న గమనిక.

1. **మార్గదర్శకాలను అనుసరించడం**

   12 వారాల ప్రాజెక్ట్ మార్గదర్శకాలను అనుసరించడానికి ఉత్తమ మార్గం సంచిత పద్ధతిలో ఉంటుంది. దీని అర్థం. 2వ వారంలో, మీరు వారం 1+ వారం 2 మార్గదర్శకాలను అనుసరిస్తారు, 3వ వారంలో మీ వారం 1+, వారం 2+, వారం 3 మార్గదర్శకాలను అనుసరిస్తారు, మొదలైనవి. ఈ ప్రక్రియ సులభం మరియు స్థిరమైన జీవనశైలికి నెమ్మదిగా మారడానికి మిమ్మల్ని అనుమతిస్తుంది. ప్రాజెక్ట్‌లో పాల్గొనే వారందరికి ఇది కూడా ప్రయత్నించబడింది మరియు పరీక్షించబడింది మరియు అందంగా పనిచేస్తుంది.

   1వ వారం నుండి ఒకేసారి మొత్తం 12 మార్గదర్శకాలను అనుసరించడం ప్రారంభించడానికి మీరు శోధించబడవచ్చు. కానీ అది చాలా సవాలుగా ఉంటుంది. మొత్తం ఆలోచన ఈ అలవాట్లను దీర్ఘకాలం కొనసాగించడమే.

2. **సలహాను అనుకూలీకరించడం**

   మార్గదర్శకాలు ప్రకృతిలో సాధారణమైనవి. మీరు సలహాలను చక్కబెట్టుకోవాలి లేదా సర్దుబాటు చేయాలి. ఇది మీ ఆహార ఇష్టాలు/అయిష్టాలు, మీరు ఎక్కడ నివసిస్తున్నారు, సీజన్ మరియు వాతావరణం, మీ పని గంటలు, కుటుంబ కట్టుబాట్లు, ప్రాక్టికాలిటీ వంటి అనేక అంశాలపై ఆధారపడి ఉంటుంది, మీరు. అలాగే, ఆహార సంబంధిత మార్గదర్శకాలు రెసిపీ లేదా ఆహార పదార్థాల తయారీ వివరాలను పేర్కొనలేదని గమనించండి మరియు మీరు మీ ఇంటి నుండి సమయం పరీక్షించిన వంటకాలను మరియు సన్నాహాలను ఉపయోగించాలని భావిస్తున్నారు.

3. **వారపు సమ్మతి**

   కొన్ని కారణాల వల్ల మీరు ఒక నిర్దిష్ట వారంలో మార్గదర్శకాలను పాటించ లేకపోయినట్లయితే, ఒత్తిడికి గురికావద్దు – సులభంగా తీసుకోండి మరియు వచ్చే వారం నుండి ప్రక్రియను కొనసాగించండి. ప్రాజెక్ట్ సమయంలో కూడా, పాల్గొనేవారిని వారి వారపు సమ్మతిని ఈ క్రింది విధంగా గమనించండి, మేం ఎక్కువగా 50–50, నిజంగా కాదు. ఉన్నవారు కూడా కొన్ని వారాల పాటు '50–50 లేదా' నిజంగా కాదు అని గుర్తించారు, కానీ వారి స్వంత ప్రోగ్రామ్‌ను కొనసాగించారు, వారి ఆరోగ్యంలో భారీ మెరుగుదల కనిపించింది.

4. **పురోగతిని కొలవడం**

మీరు మీ పురోగతిని ఈ క్రింది విధంగా కొలవవచ్చు:

(ఎ) 1-5 స్కేల్‌పై మీ ఆరోగ్య పారామితులపై మీరు ఎంత బాగా పనిచేస్తున్నారు. ఇక్కడ అధిక రేటింగ్ అంటే మీరు బాగా పని చేస్తున్నారు. కొలవడానికి పారామీటర్లు – పగటిపూట శక్తి స్థాయిలు, రాత్రి నిద్ర నాణ్యత, అసిడిటీ/ఉబ్బరం/అజీర్ణం, తీపి భోజనం తర్వాత కోరికలు, వ్యాయామంతో సమ్మతి, నొప్పి PMS/కాలంలో (మహిళలకు).

(బి) నడుము వద్ద అంగుళాల నష్టం. నాభి వద్ద కొలవండి. మీరు నడుము నుండి తుంటి నిష్పత్తిని కూడా కొలవవచ్చు. ఇది నాభి వద్ద నడుము చుట్టుకొలత హిప్ చుట్టుకొలతతో విభజించబడింది. (మీ తుంటి కొలత మీ తుంటిలోని విశాలమైన ప్రదేశంలో తీసుకోబడింది.)

(సి) బలం, వశ్యతను కొలవడానికి ఇంటి ఫిట్‌నెస్ పరీక్షలు. స్టామినా, ఈ పరీక్షల కోసం మీరు ఆన్‌లైన్‌లో సూచనలను సులభంగా కనుగొనవచ్చు. అత్యంత ప్రజాదరణ పొందిన గృహ ఫిట్‌నెస్ పరీక్షలు:

- కూర్చుని చేరుకోండి
- ప్లాంక్ హోల్డ్
- దశ పరీక్ష
- వాల్ సిట్ పరీక్ష

(డి) మీరు ఈ కింది పారామితులు HbA1C, HDL, TSH, విటమిన్ D, మిటమిన్ B_{12} పై పురోగతిని కూడా కొలవవచ్చు

నాలుగు సమయాలలో మీ పురోగతిని కొలవండి:

- మార్గదర్శకాలతో ప్రారంభించడానికి ముందు
- ప్రారంభించిన ఒక నెల తర్వాత
- ప్రారంభించిన రెండు నెలల తర్వాత
- ప్రారంభించిన మూడు నెలల తర్వాత

వారం 1

మార్గదర్శకం

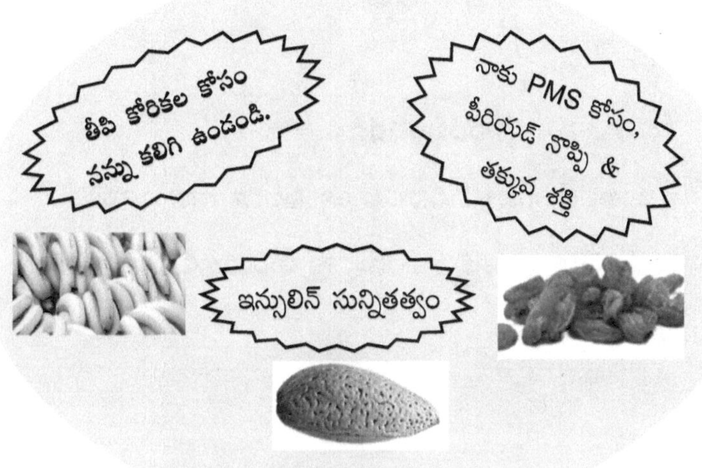

మీ రోజును అరటిపండు లేదా ఏదైనా తాజా పండు లేదా నానబెట్టిన బాదం లేదా నానబెట్టిన ఎండుద్రాక్షతో ప్రారంభించండి మరియు టీ లేదా కాఫీతో కాదు.

మార్గదర్శకం

మీ రోజును ప్రారంభించండి

ఒక అరటి లేదా ఏదైనా తాజా పండు లేదా నానబెట్టిన బాదం లేదా నానబెట్టిన ఎండుద్రాక్ష మరియు టీ లేదా కాఫీతో కాదు.

గమనికలు

- ❖ భోజనం తర్వాత 10-15 నిమిషాల తర్వాత చాయ్ లేదా కాఫీ తీసుకోవడం మంచిది

- ❖ భోజనం తర్వాత ఒక గ్లాసు (మాత్రమే) సాదా నీరు కలిగి ఉండి, ఆపై దీనిని తీసుకోండి.

- ❖ మేల్కొన్న 20 నిమిషాలలో లేదా థైరాయిడ్ మాత్ర తర్వాత మీరు తినండి, మీరు వ్యాయామం చేయవచ్చు.

- ❖ యోగా చేయవచ్చు. మొదలైనవి, 15-20 నిమిషాల తర్వాత అరటిపండు/బాదం/ఎండుద్రాక్ష.

- ❖ పని చేయకపోతే, మీరు మీ అల్పాహారం లోపల తినవచ్చు. ఈ భోజనం యొక్క ఒక గంట.

- ❖ ఉదయాన్నే మీరు తీసుకునే నీటిలో ఏదీ జోడించవద్దు. కేవలం సాదా నీరు మాత్రమే.

- ❖ మీరు ఎండుద్రాక్షలను నానబెట్టారు నీటిని తాగవచ్చు

- ❖ ఎండుద్రాక్షను నానబెట్టినప్పుడు మీరు 1-2 తంతువులను కూడా జోడించవచ్చు.

ఎందుకు?

- ● అరటిపండు: జీర్ణక్రియ సమస్యలు లేదా భోజనం తర్వాత చక్కెర కోరికలు ఉన్న వారందరికీ. తాజా, స్థానిక రకాన్ని కొనండి. వారానికి కనీసం 2 నుండి 3 సార్లు కానుగోలు చేయండి మరియు వాటిని ప్లాస్టిక్ సంచులలో ఇంటికి తీసుకురావద్దు, బదులుగా ఒక క్లాత్ బ్యాగ్ ఉపయోగించండి.

- ● 1-2 తంతువుల కేసర్‌తో 7-8 నానబెట్టిన ఎండుద్రాక్ష-మీరు భయంకరమైన PMS లేదా రోజంతా తక్కువ శక్తి ఉన్న వ్యక్తిగా మిమ్మల్ని రేట్ చేసి ఉంటే...

- మీకు ఇన్సులిన్ నిరోధకత, మధుమేహం, పిసిబిడి లేదా తక్కువ సంతానోత్పత్తి లేదా నిద్ర నాణ్యత తక్కువగా ఉంటే 4–6 నానబెట్టి, ఒలిచిన బాదం మ(మ్రా లేదా స్థానిక రకం బాదం ఎంచుకోండి – ఇది పోషకాలతో సమృద్ధిగా ఉంటుంది. PCOD కోసం, పీరియడ్స్‌కు 10 రోజుల ముందు 7–8 ఎండు(ద్రాక్ష మరియు 1–2 తంతువులకు మారండి.

PMS కోసం ఎండు(ద్రాక్ష మరియు కీసర్

ఎండు(ద్రాక్ష అసిడిటీ, మలబద్ధకం మరియు ఉబ్బరాన్ని తగ్గిస్తుంది. హల్దీ లేదా తులసి లేదా సొంత్ (పొడి అల్లం) యొక్క (ప్రయోజనాలను మనం ఎలా తెలుసుకుంటామో అదేవిధంగా, ఈ జ్ఞానం మన దేశీయ జ్ఞానంలో భాగం, అందరికీ అందుబాటులో ఉండేది. కేసర్ కూడా అనేక (ప్రయోజనాలకు (ప్రసిద్ధి చెందింది, ఇందులో చర్మటోన్ మెరుగుపరచడం మరియు సంతానోత్పత్తి స్థాయిలను పెంచడం వంటివి ఉన్నాయి. ఫిట్‌నెస్ (ప్రాజెక్ట్ ద్వారా మేము మా నోటి జ్ఞానంలో మునిగిపోయి, ఆధునిక రుగ్మతలను నివారించడానికి/నయం చేయడానికి దాని చేతనైన (ప్రయత్నం చేసాము.

ఉదయం ఎండు(ద్రాక్ష మరియు కీసరాల కలయిక బహుశా మా అత్యంత విజయవంతమైన మార్గదర్శకం. సంవత్సరాలుగా చెడు లేదా బాధాకరమైన కాలాలు ఉన్న మహిళలు వారాలలో ఆందోళన, తిమ్మిరి మరియు ఆమ్లత్వం తగ్గుతున్నట్లు నివేదించారు. వారిలో చాలామంది తమ జీవితంలో మొదటిసారి పూర్తిగా నొప్పి లేని కాలాలను కూడా అనుభవించారు.

ఇది ఎండు(ద్రాక్షలోని ఇనుము, మెగ్నీషియం, బి 6 లేదా ఫైబర్ లేదా కేసర్ యొక్క అస్థిర నూనెలతో కలయిక కావచ్చు, కానీ మేజిక్ దాని స్థిరమైన ఉపయోగంలో ఉంది. చిన్న పరిమాణంలో కానీ కలిసి రోజులు. ఇది రోజు తర్వాత తీపి కోరికలను తగ్గించడంలో కూడా సహాయపడింది.

తరచుగా అడిగే ప్రశ్నలు

ప్ర : నాకు అరటి పండు ఇష్టం లేదు, నేను ఏమి చేయాలి?

జ : ప్రస్తుతం సీజన్‌లో ఉన్న ప్రాంతీయ, స్థానిక పండ్లను ఎంచుకోండి.

ప్ర : నాకు ఈ మూడు సమస్యలు కొంచెం ఉన్నాయి, నేను ఇప్పుడు ఏమి తినాలి. అరటి లేదా బాదం లేదా ఎండు ద్రాక్ష?

జ : ఉదయం మొదటి భోజనం వలె మీరు తినడానికి ఇష్టపడేదాన్ని ఎంచుకోండి. అలాగే ఈరోజు అరటిపండు, రేపు బాదం, ఎండుద్రాక్ష తర్వాత రోజు తినడానికి సంకోచించకండి. ముఖ్యంగా, స్వీయ–ఆధారపడటం నేర్చుకోండి, అది ఆట పేరు, మిత్రమా.ఎందుకు?

ప్ర : నేను PCOD అయితే, నేను ఖచ్చితంగా ఏమి క్యాట్ చేయాలి?

జ : నానబెట్టిన బాదం మరియు తరువాత పీరియడ్స్ 10 రోజుల ముందు నానబెట్టిన ఎండుద్రాక్ష మరియు కేసర్‌కి మారండి. మీరు పీరియడ్ తేదీని అంచనా వేయలేకపోతే, మీరు ఉబ్బినట్లు లేదా చిరాకుగా అనిపించినప్పుడు స్విచ్ చేయండి. ఎండోమెట్రియోసిస్ మరియు అడోనోమైయోసిస్ కోసం కూడా దీనిని అనుసరించవచ్చు.

ప్ర : మనం బాదంపప్పును ఎందుకు నానబెడుతున్నాం?

జ : దానిలోని పోషకాలను అన్‌లాక్ చేయడానికి మరియు ఫైటిక్ యాసిడ్ స్థాయిలను (జింక్ వంటి ఖనిజాలతో బంధిస్తుంది మరియు అవి మన శరీరానికి అందుబాటులో లేకుండా చేస్తాయి) తగ్గడానికి అనుమతించడం.

చిన్న కానీ రోజువారీ చర్యల ద్వారా ఫిట్‌నెస్ ఒక దశలో నిర్మించబడిందని గుర్తుంచుకోండి. దేనికంటే నిలకడకు శరీరం ప్రతిఫలమిస్తుంది. మరియు మేల్కొన్న 15 నిమిషాలలోపు మీ మొదటి భోజనాన్ని నిలకడగా తీసుకోవడం ఒక పెద్ద ముందడుగు.

వారం 2

మార్గదర్శకం

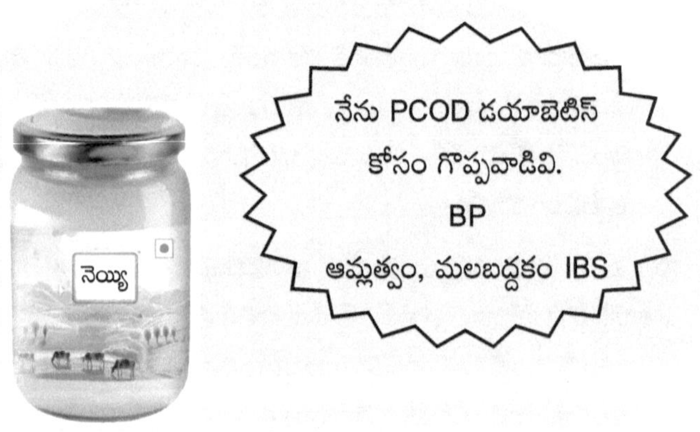

నెయ్యి తినండి.

భయం లేకుండా. అపరాధం లేకుండా.

సందేహం లేకుండా. అల్పాహారం, భోజనం
మరియు విందులో 1 స్పూన్ నెయ్యి జోడించండి.

మార్గదర్శకం

నెయ్యి తినండి. భయం లేకుండా, అపరాధం లేకుండా, సందేహం లేకుండా.

అల్పాహారం, భోజనం మరియు విందులో 1 స్పూన్ నెయ్యి జోడించండి.

గమనికలు

శాస్త్రాల నుండి మీ నానీలు మరియు డాడీల వరకు మరియు ఇప్పుడు లండన్ నుండే మెయిల్ మరియు యుఎస్ఎ లోని క్లీవ్ల్యాండ్ క్లినిక్ వరకు, ప్రతి ఒక్కరూ దాని మహిమలను పాడతారు. ఇది పుట్టుక నుండి మరణం వరకు, అనారోగ్యం మరియు ఆరోగ్యం మరియు మంచి మరియు చెడు ద్వారా మీకు సహవాసాన్ని అందిస్తుంది. ఇది చాలా కాలంగా ఆహారం మరియు బరువు తగ్గించే పరిశ్రమ ద్వారా చెడ్డగా ఉంది మరియు వైద్య మరియు ఫార్మా పరిశ్రమ ద్వారా కూడా దెయ్యంగా ఉంది, కానీ సత్యం గీ కి హమేషా జీత్ హోతి హై.

❖ మీరు 1వ వారం నుండి మొదటి భోజనం చేసిన 20-90 నిమిషాల తర్వాత మీ అల్పాహారం తీసుకోవచ్చు.

❖ మీకు తీపి ఉంటే మధ్యాహ్న భోజనంలో అదనపు స్పూన్ నెయ్యి జోడించండి. మీరు 50% సంభావ్యతతో పనిచేస్తున్నట్లు మీకు అనిపించే మధ్యాహ్నం తిరోగమనం లేదా అనుభూతి.

❖ మీరు నిద్ర లేచినప్పుడు డిన్నర్‌లో అదనపు స్పూన్ నెయ్యిని జోడించండి. మలబద్ధకం, ప్రకోప ప్రేగు సిండ్రోమ్ లేదా జీర్ణక్రియ కలిగి ఉంటాయి. సాధారణంగా సమస్యలు లేదా నిద్ర నాణ్యతతో బాధపడుతున్నారు.

❖ కీళ్లు మృదువుగా మరియు చర్మం మెరుస్తూ ఉండటానికి మీరు నెయ్యిని ముఖ్యంగా శీతాకాలంలో తినడానికి కొన్ని ఇతర మార్గాలు ఉన్నాయి.

● చాయ్ సమయానికి మధ్యాహ్న భోజనంగా నెయ్యి కాల్చిన మఖానాలు తినండి. సాయంత్రం 4 గం.

● మీరు నెయ్యిలో తయారు చేసిన గోందు లడ్డాలను తినండి, ప్రత్యేకించి మీరు ఉత్తర భారతదేశంలో లేదా ప్రపంచంలోని కొన్ని ప్రాంతాలలో కఠినమైన శీతాకాలాలతో, మధ్యాహ్న భోజనంగా, అల్పాహారం తర్వాత 2-3 గంటల తర్వాత.

● మీరు భోజనం లేదా రాత్రి భోజనం తర్వాత నెయ్యి మరియు బెల్లం తినండి PMS, అలసట లేదా తక్కువ హిమోగ్లోబిన్ (Hb)తో బాధపడుతున్నారు స్థాయిలు.

ఎందుకు?

- నెయ్యి స్వభావం ప్రకారం లిపోలిటిక్, అంటే ఇది ఇతర కొవ్వులను విచ్ఛిన్నం చేసే కొవ్వు. శరీరంలోని మొండి కొవ్వు ప్రాంతాల నుండి కొవ్వులను సమీకరిస్తుంది. కనుక ఇది మంచిది.

- నెయ్యి మీకు ఒత్తిడిని తగ్గించడానికి, బాగా నిద్రపోవడానికి మరియు తాజాగా మేల్కొలపడానికి సహాయపడుతుంది. ఇది మంచి జీర్ణక్రియ, పోషకాలను సమీకరించడానికి మరియు ప్రేగు కదలికను అనుమతిస్తుంది.

- యాంటీఆక్సిడెంట్స్, కంజుగెటెడ్ లినోలెయిక్ యాసిడ్ (CLA) మరియు కొవ్వులో కరిగే విటమిన్లు A,E,D నెయ్యి వంటివి ఆరోగ్యకరమైన గుండెకు కావలసినవి మాత్రమే కలిగి ఉంటాయి. PCOD మధుమేహం మరియు గుండె జబ్బులు, బిపి, ఆమ్లత్వం, బలహీనమైన కీళ్ల, మలబద్ధకం, IBS.

- భోజనంలో నెయ్యి కలిపితే వారి గ్లైసెమిక్ సూచిక తగ్గుతుంది మరియు రక్తంలో చక్కెరను నియంత్రించడంలో సహాయపడుతుంది.

తరచుగా అడిగే ప్రశ్నలు

ప్ర. నాకు కొలెస్ట్రాల్/అధిక ట్రైగ్లిజరైడ్స్/ఫ్యాటీ లివర్/బిపి సమస్యలు ఉన్నాయి. నేను నెయ్యి తీసుకోవచ్చా?

జ. అవును, పూర్తిగా. జీవక్రియలో లిపిడ్ల సహకారాన్ని పెంచడం ద్వారా నెయ్యి కొలెస్ట్రాల్ను నియంత్రిస్తుంది. బిస్కెట్లు వంటి ప్యాక్ చేసిన ఉత్పత్తులను తగ్గించండి మరియు నెయ్యిని కాకుండా ఆల్కహాల్ను నివారించండి. నెయ్యి సురక్షితం.

ప్ర. నాకు అధిక బరువు/మధుమేహం/పిసిఓడి ఉంది. నేను నెయ్యి తీసుకోవచ్చా?

జ. అవును, నెయ్యి హెల్ప్లో ఉండే ముఖ్యమైన కొవ్వు ఆమ్లాలు కొవ్వు నష్టాన్ని వేగవంతం చేస్తాయి మరియు రక్తంలో చక్కెరను నియంత్రించడంలో సహాయపడతాయి. (ఊబకాయం సంబంధిత వ్యాధుల ప్రమాదాన్ని తగ్గిస్తాయి).

ప్ర. మేము నెయ్యితో వండుతాము, దానిపైన అదనపు స్పూన్ జోడించాల్సిన అవసరం
ఉందా?

జ. అది మీ ఇష్టం. మీరు ప్రతి వ్యక్తికి రోజుకు 3–6 స్పూన్ల నెయ్యిని పొందుతున్నారని
నిర్ధారించుకోండి. ప్రధాన విషయం ఏమిటంటే నెయ్యక ఆహారపు రుచిని పెంచాలి
మరియు దానిని ముసుగు చేయకూడదు.

ప్ర. మేము నూనెతో వండుతాము, తినదానికి ముందు పైన నెయ్యి వేయవచ్చా?

జ. అవును, మీరు నెయ్యిని జోడించాలి.

ప్ర. మనం తయారు చేయలేకపోతే స్టోర్లో కొన్న నెయ్యి ఫర్వాలేదా ఇంట్లో?

జ. అవును, కానీ అది దేశీ ఆవు పాలు నుండి అని తనిఖీ చేయండి. పెద్ద సంస్థల
కంటే చిన్న గౌశాల మరియు చిన్న మహిళా సహకార సంఘాల నుండి నెయ్యిని
పోషించండి.

ప్ర. దేశీ ఆవు నెయ్యి అందుబాటులో లేకపోతే, మేము గేదె పాలతో తయారు చేయగలమా?

జ. అవును, మీరు చేయవచ్చు. పెద్ద బ్రాండ్ల నుండి నెయ్యిని కొనుగోలు చేయడం కంటే
ఇది మంచిది.

ప్ర. భారతదేశానికి వెలుపల ఉన్నవారికి ఎంపికలు?

జ. కల్చర్డ్ వైట్ ఆర్గానిక్ వెన్న లేదా స్పష్టం చేసిన వెన్న ఆరోగ్య ఆహార దుకాణాలలో
విక్రయించబడింది. ఉచిత మేత, గడ్డి తినిపించిన ఆవు కోసం చూడండి. పాల ఉ
త్పత్తులు.

ప్ర. నాన్-వెజ్ ఫుడ్లో కూడా నెయ్యి జోడించాల్సిన అవసరం ఉందా? అది కాదు
ఇప్పటికీ కొవ్వు ఉందా?

జ. అవును, మీరు తప్పక. నెయ్యి యొక్క ప్రత్యేకమైన కొవ్వు ఆమ్ల నిర్మాణం శరీరానికి
చాలా సహాయకారిగా ఉంటుంది.

ప్ర. నెయ్యిని ఎంత వరకు చేర్చాలో మనకు ఎలా తెలుసు? ప్రతి భోజనం?

జ. ఇది మీరు తినే దానిపై ఆధారపడి ఆధారపడి ఉంటుంది మరియు ఈ సమాచారం
మా సామూహిక ఆహార జ్ఞానంలో భాగం. పుల్ పోలి, దాల్–బాటి, బజ్రా (పెర్ల్

మిల్లెట్) రోటీ మొదలైన వాటితో పోల్చితే దాల్-రైస్, ఖిచ్డి. రోటీ సబ్జీ వంటి ఆహారాలకు తక్కువ నెయ్యి అవసరం.

ప్ర. నాకు నెయ్యి అంటే ఇష్టం లేదు. నా ఎంపికలు ఏమిటి?

జ. నెయ్యికి రుచిని పెంపొందించుకోవడం ఒక ఎంపిక కానీ, జోకులు వేరుగా, కాయలు, కొబ్బరి మరియు కాచే చేర్చడానికి చేతన ప్రయత్నం చేయండి.

మీ ఆహారంలో ఘనీ కా లేదా చల్లగా నొక్కిన వేరుశనగ/ఆవాలు/కొబ్బరి నూనె వరకు (మీరు వచ్చిన ప్రాంతాన్ని బట్టి). మీ ఆహారంలో నెయ్యిని తయారు చేయడానికి మీరు సాధారణ వేరుశనగ లేదా కరివేపాకు లేదా ముల్గపొడిని టిల్ లేదా బెల్లం నూనెతో కలపడం ప్రారంభించవచ్చు.

నెయ్య గురించి మనకు తెలియనని లేదా తెలుసుకోవడానికి ఇబ్బంది పడని విషయాలు.

- నెయ్యిలో యాంటీ బాక్టీరియర్ మరియు యాంటీవైరల్ లక్షణాలు ఉన్నాయి. అనారోగ్యం నుండి కోలుకోవడానికి మీకు సహాయం చేయడమే కాకుండా, మీరు జబ్బు పడకుండా ఇది నిర్ధారిస్తుంది.

- నెయ్యిలోని యాంటీ ఆక్సిడెంట్లు మీరు వెతుకుతున్న అద్భుత ముదుతలను మరియు యాంటీ ఏజింగ్ థెరపీని చేస్తాయి.

- నెయ్యి ఉమ్మడి ఆరోగ్యానికి అద్భుతమైనది, ఎందుకంటే అవి ద్రవ పదార్థం మరియు ఆక్సిజనేట్ చేస్తాయి.

- నెయ్యి మీ ఆహారం నుండి పోషకాలను తీసుకొని వాటిని అందిస్తుంది మెదడు వంటి కొవ్వు పారగమ్య పొరల ద్వారా.

- నెయ్యి మీ సంతృప్తి సంకేతాన్ని నియంత్రిస్తుంది మరియు మీరు సరైన మొత్తంలో ఆహారం తినేలా చేస్తుంది.

వారం 3

మార్గదర్శకం

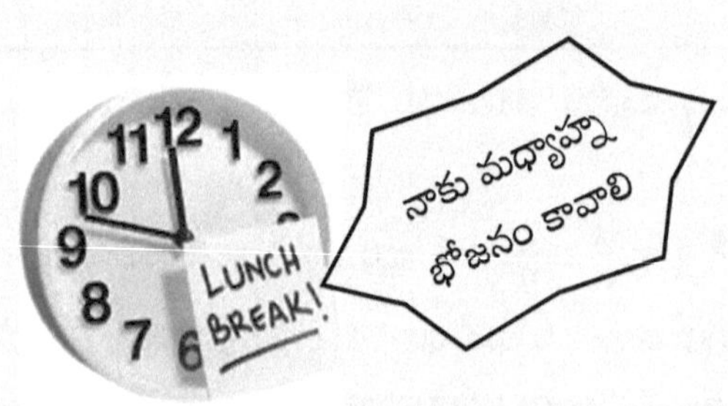

- మీ జీవితంలో గాడ్జెట్ల వినియోగాన్ని పునరాలో చించండి. రీఫార్మ్ చేయండి మరియు నియంత్రించండి.
- భోజన సమయంలో గాడ్జెట్లు లేవు – ఒక ప్రధాన భోజనంతో ప్రారంభించండి.
- నిద్రించడానికి కనీసం 30 నుండి 60 నిమిషాల ముందు గాడ్జెట్లు లేవు.

మార్గదర్శకం

మీ జీవితంలో గాడ్జెట్ల వినియోగాన్ని పునరాలోచించండి, సంస్కరించండి మరియు నియంత్రించండి.

- గాడ్జెట్లు లేకుండా కనీసం ఒక భోజనం

- నిద్రపోయే 30 నిమిషాల ముందు గాడ్జెట్ వద్దు

- ఫోన్ ఉపయోగించినప్పుడు కంటి స్థాయిలో ఉంచండి

సరే, మీరు మీ జీవితాన్ని ఎలా జీవిస్తున్నారో పునరాలోచనలో పడకపోతే ఫిట్‌నెస్ గురించి అన్ని చర్చలు పనికిరావు. ఇది చిన్న విషయాలపై దృష్టి పెట్టడం మరియు కేవలం కార్బోహైడ్రేట్లు, ప్రోటీన్, కొవ్వు మరియు కేలరీలను మాట్లాడటం మరియు గూగ్లింగ్ చేయడం గురించి కాదు.

కాబట్టి, ఈ వారం నుండి, మీరు బలమైన వెన్ను, ఫ్లాట్ కడుపు మరియు పొడవైన వైఖరిని అభివృద్ధి చేయడానికి మొదటి అడుగు వేస్తారు. ఇది మీరు

❖ భోజనం చేసేటప్పుడు, గాడ్జెట్లు లేవు. రోజుకు ఒక భోజనంలో దీన్ని చేయడం ప్రారంభించండి. మరియు రాబోయే 10 వారాలలో, మూడు ప్రధాన భోజనాలకు దీనిని నిర్మించండి. మీరు అల్పాహారం, భోజనం లేదా విందు నుండి ఏ భోజనాన్ని ప్రారంభిస్తారో నిర్ణయించుకోండి.

❖ పడుకునే ముందు 30 నిమిషాలు గాడ్జెట్లు లేవు. కాబట్టి నిద్రవేళ ఆలస్యం చేయవద్దు, ఫోన్‌ను దూరంగా ఉంచండి. స్విచ్ చేయండి. మీ టీవిని ఆపివేసి, పుస్తకాన్ని చదవండి (కిండ్ల్ లేదా ఐప్యాడ్‌లో కాదు.)

❖ మీరు రోజు ఫోన్‌ని ఉపయోగించినప్పుడు, మీ భంగిమను తనిఖీ చేయండి. ఫోన్‌ని కంటి స్థాయికి ఎత్తడం మరియు మెడను కిందకు వంచకపోవడం సరైన మార్గం.

ఇది చేయగలిగితే ఒక విషయం ఏమిటంటే, మీ ఫోన్ వినియోగాన్ని సంబంధిత మరియు ముఖ్యమైన సమస్యలకు మాత్రమే పరిమితం చేయడం వలన ఫోన్‌ను పెంచడం వలన మంచి చిత్రం ఉండదు.

ఇది కఠినమైనది అని నాకు తెలుసు, కానీ అది చేయడం విలువ, సార్ ఉత్ కే జియో ఇప్పుడు మీ నినాదం కావాలి.

ఎందుకు?

● మనం తినే వాటిపై పూర్తి శ్రద్ధ పెట్టినప్పుడు మన ఆకలి సంకేతాలకు మనం మరింత అనుగుణంగా ఉంటాం. పరధ్యానంతో తినడం అతిగా తినడానికి ఖచ్చితంగా మార్గం.

- గ్యాడ్జెట్ల ద్వారా వెలువడే కాంతిని మెదడు పగటి వెలుగుగా వివరిస్తుంది మరియు హార్మోన్ల మార్పును రాత్రి సమయానికి అనుమతించదు. ఈ పగటిపూట నీరసం మరియు రాత్రి సమయంలో నిద్రలేమి మరియు కోలుకోవడానికి దారితీస్తుంది.

- మానవ తల బరువుగా ఉంది మరియు దానిని స్థిరీకరించడం నేర్చుకునే పిల్లలుగా మేము నెలలు గడిపాము. తటస్థ స్థితిలో, భుజాలపైన చెవులు, తల 5–6 కిలోల బరువు ఉంటుంది. కానీ కిందకు 15 డిగ్రీల వంపుతో దాని బరువు రెండింతలు, అంటే దాదాపు 15 కిలోలు, 30 డిగ్రీల వద్ద ఇది 20 కిలోలు; మరియు 60 డిగ్రీల వద్ద ఇది 30 కిలోల వద్ద ఇది 30 కిలోల వరకు ఉంటుంది. ఇది మీ వెనుక, భుజాలు మరియు మెదడుకు కూడా ఏమి చేస్తున్నదని మీరు అనుకుంటున్నారు? మనలో చాలామంది మన కడుపు నుండి కొవ్వును కోల్పోవాలనుకుంటున్నాము, చదునైన పొత్తికడుపు మరియు నడుము సన్నగా ఉండాలనుకుంటున్నాము, కానీ డయాబెటిస్, గుండె సమస్యలు మరియు ఇతర సమస్యలతో బాధపడుతున్న వ్యక్తులకు ఇది చాలా హానికరం. PCOD మరియు థైరాయిడ్ వంటి హార్మోన్ల సమస్యలు. ఇది మన అడ్రినల్ గ్రంధుల సరైన పనితీరుకు ఆటంకం కలిగిస్తుంది మరియు కార్డియోస్పిరేటరీ ప్రక్రియలకు ఆటంకం కలిగిస్తుంది.

తరచుగా అడిగే ప్రశ్నలు

ప్ర. నేను ఎల్లప్పుడూ అందుబాటులో ఉండాలి, నా ఫోన్ వినియోగాన్ని నేను ఎలా తగ్గించగలను?

జ. సరే, ఆ సందర్భంలో, గడ్డం మరియు దానిని వృత్తిపరమైన ప్రమాదంగా తీసుకోండి కానీ అది మీకు తెచ్చే ప్రమాదాల గురించి తెలుసుకోండి. ఆపై మైండ్లెస్ స్క్రోలింగ్ మరియు ఫోన్లో సర్ఫింగ్‌ను తగ్గించడానికి మరింత కష్టపడండి. ముఖ్యంగా, మీ ఫోన్ వినియోగాన్ని పునరాలోచించండి. మీరు నిజంగా శుభోదయం GIF, ఆటోప్లే వీడియోలను తెరవాలా లేదా ఆ ఐ రోల్ ఎమోటికాన్‌ను మీరు మాట్లాడే ప్రతి ఒక్కరికీ పంపించాలా?

ప్ర. నిజంగా ఆరోగ్య ప్రమాదాలకు సంబంధించిన ఏదైనా ఉందా గాడ్జెట్ వినియోగం?

జ. అవును, పుష్కలంగా ఉంది. పాలసీ మేకింగ్‌పై పరిశ్రమ ప్రభావం చాలా లోతుగా పాతుకుపోయింది, అది పూర్తిగా కాకపోయినా కష్టం. ఆరోగ్య ప్రమాదాలను నిరూపించడం అసాధ్యం. సిగరెట్ పరిశ్రమ "ఆరోగ్యానికి హానికరం" హెచ్చరికను దాని ప్యాకేజింగ్‌లోకి వెళ్లడానికి మరియు అవి ఎలా కొనసాగడానికి ఎంత సమయం పట్టిందో మనందరికీ తెలుసు: హెచ్చరిక పరిమాణం కోసం పంటి మరియు గోరుతో పోరాడటానికి. అయితే ఫోన్లు ఇప్పుడు మీ స్క్రీన్ సమయాన్ని ట్రాక్ చేయడానికి మిమ్మల్ని అనుమతించే వాస్తవం, మీరు ఆన్‌లైన్‌లో ఎక్కువ సేపు ఉన్నారని తెలియజేసే హెచ్చరికలను ఉంచండి, మొదలైనవి. ఆరోగ్య ప్రమాదాల కంటే చాలా ఎక్కువ నిజాలు ఉన్నాయని మీకు తెలియజేయాలి. ప్రెస్‌కు, గాడ్జెట్లపై ఆరోగ్య హెచ్చరికలకు హాని కలిగించేలా భారత ప్రభుత్వంతో లాబీ చేయడానికి ప్రయత్నిస్తున్న పద్మశ్రీ డాక్టర్ కూడా ఉన్నారు. అప్పుడు ఇన్‌స్టాగ్రామ్ ఉంది, ఇది మీ పేజీలో లైకల సంఖ్యను చూపనివ్వకుండా ప్రయోగాలు చేస్తోంది. వారు చెప్పినట్లుగా రుజువు పుడ్డింగ్‌లో ఉ ంది.

ప్ర. అయితే నేను నా ఫోన్‌ను అలారంగా ఉపయోగిస్తాను?

జ. మీరే నిజమైన అలారం గడియారాన్ని పొందండి, అది మీ పడక పట్టికలో కూడా చక్కగా కనిపిస్తుంది మరియు మీరు స్నూజ్ చేయలేని ఘంటిని మేల్కొలపడానికి మనోహరంగా ఉంటుంది.

వారం 4

మార్గదర్శకం

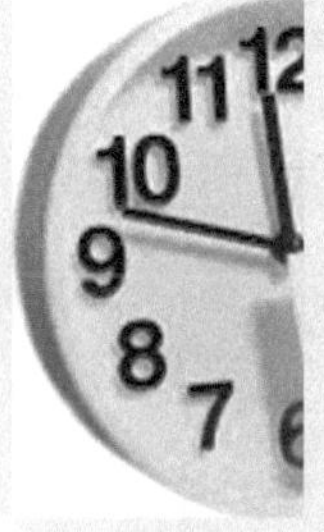

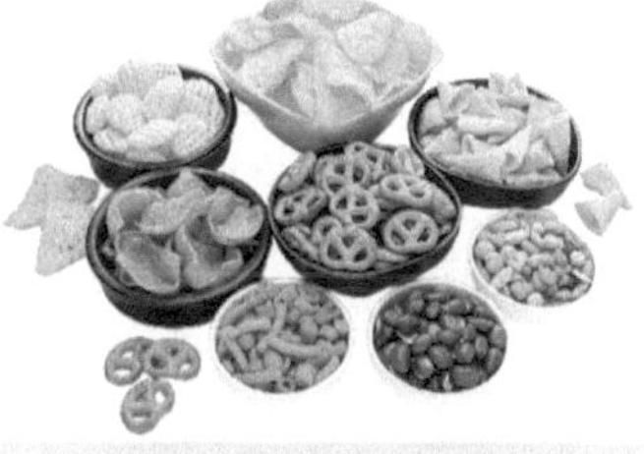

సాయంత్రం 4-6 గంటల మధ్య ఆరోగ్యకరమైన భోజనం తినండి. దాని కోసం ముందుగానే ప్లాన్ చేసుకోండి. కొన్ని ఎంపికలు – కొన్ని గింజలు. పోహా, ఉప్మా, దోస. ఎగ్ టోస్ట్, ఇంట్లో తయారు చేసిన ఖక్ర.....

మార్గదర్శకం

సాయంత్రం 4 నుంచి 6 గంటల మధ్య ఆరోగ్యకరమైన భోజనం తినండి.

నేను ఎల్లప్పుడూ నా క్లయింట్‌లకు బరువు తగ్గడానికి కీలకం వారు సాయంత్రం 4 నుండి 6 గంటల మధ్య తినే ఆహారంలోనే ఉంటారని నేను చెబుతుంటాను, మనలో చాలా మంది ఆకలితో మరియు మనం తినడంలో చాలా అజాగ్రత్తగా ఉండే సమయం. నాకు ఇది రోజులోని అతి ముఖ్యమైన భోజనం.

అలాగే, మీరు దీన్ని తప్పక విన్నారు : బరువు తగ్గడానికి తేలికపాటి విందు చేయండి. అయితే డిన్నర్ లైట్ ఎలా చేయాలి? సరే, సాయంకాలం ఏదైనా మంచి ఆహారం తీసుకోవడం ద్వారా. ఇది మేక్–ఆర్–బ్రేక్ భోజనం, ఇది మీకు దీర్ఘకాలిక ఫిట్‌నెస్ కలిగి ఉందా లేదా రాబోయే రెండు వారాల్లో మీ సంకల్పం బయటపడతుందా అని నిర్ణయిస్తుంది.

మీరు డిన్నర్ తినేటప్పుడు ఆధారపడి, సాయంత్రం 4 నుండి 6 గంటల వరకు. భోజనం సాపేక్షంగా తేలికగా లేదా భారీగా ఉండవచ్చు, కానీ అది ఎల్లప్పుడూ ఆరోగ్యకరమైనదిగా ఉండాలి. మీరు పనిలో ఉన్నా, రైలులో, కళాశాలలో, ఎక్కడైనా కొన్ని భోజన ఎంపికలు:

❖ కొన్ని వేరుశనగ మరియు చేను. ఇది ఆకలిని నియంత్రిస్తుంది. భోజన సమయంలో ఉబ్బరం మరియు అతిగా తినడం నిరోధిస్తుంది. రాత్రి 8 గంటలకు ముందు మీరు రాత్రి భోజనం చేస్తే ఇలా చేయండి. మధుమేహం ఉన్నవారికి, PCOD మరియు రోజులో తక్కువ శక్తి స్థాయిలు ఉన్నవారికి చాలా మంచి భోజనం.

❖ బెల్లం, నెయ్యి మరియు చపాతీ. మీరు చురుకుగా ఉంటే, ఇంటికి దూరంగా పని చేయండి, రాత్రి 9 గంటల తర్వాత రాత్రి భోజనం చేయండి. మరియు బాగా నిద్రపోవడం, మలబద్ధకంతో బాధపడటం లేదా తక్కువ Hb స్థాయిలు కలిగి ఉండటం కష్టమవుతుంది.

❖ పోహా/ఉప్మా/దోస/ఎగ్ టోస్ట్/హోమ్‌మేడ్ ఖిచ్రా లేదా మత్రి/హోమ్‌మేడ్ గోంద్ లేదా బేసన్ లడ్డూ. సాయంత్రం 6 గంటల తర్వాత మీ పని భారం పెరిగితే. లేదా మీరు హాజరయ్యే పార్టీ లేదా మీకు తరచుగా తలనొప్పి, కాళ్ల తిమ్మిరి, రోగ నిరోధక శక్తి తక్కువగా ఉంటే, ఇది మంచి భోజనం. మరియు పైన పేర్కొన్నవి ఏవీ సాధ్యం కాకపోతే, కాల్చిన కూరగాయలు మరియు జున్ను శాండ్‌విచ్, ముంబై ఇస్టైల్.

* చాట్/సమోసా/వీధి ఆహారం. అవును మరియు ఇది పొందడానికి ఇది మంచి సమయం, కానీ వారానికి ఒకసారి మాత్రమే. చాట్ లేదా స్ట్రీట్ ఫుడ్ తినడానికి చెత్త సమయం డిన్నర్ టైమ్.

అన్ని సందర్భాల్లో, రాబోయే నాలుగు నుండి ఐదు రోజులలో విందు పరిమాణం సహజంగా తగ్గుతుందని ఆశించండి. ఇది సాధారణమైనది మరియు ఆశించిన ఫలితం. చిస్ సరిగ్గా పొందడానికి ఉపాయం ఇది ముందుగానే ప్లాన్ చేసుకోవడం. ఈ వారం మీ మొత్తం వారానికి ప్లాన్ చేయండి.

ఎందుకు?

* కార్టిసాల్ అనే హార్మోన్ సహజ చక్రాన్ని అనుసరిస్తుంది. ఇది ఉదయాన్నే లేచి తాజా, స్పష్టమైన ప్రేగులు మొదలైన వాటిని ప్రారంభించడానికి మరియు సాయంత్రానికి చుక్కలు వేయడానికి, రాత్రి ప్రశాంతంగా నిద్రపోవడానికి మిమ్మల్ని అనుమతిస్తుంది. అందుకే తాజా నిద్ర మరియు మేల్కొనే నాణ్యత ఈ ప్రాజెక్ట్‌లో మేము ట్రాక్ చేస్తున్న ఆరోగ్య పారామితులు. ఎందుకంటే ఇది మీ జీవక్రియ ఆరోగ్యం, మీ రోగనిరోధక ప్రతిస్పందన, మీ హార్మోన్ల సమతుల్యత మరియు ఒత్తిడికి మీ ప్రతిస్పందన గురించి చెబుతుంది.

* మనం సాయంత్ర ఏదైనా తినన‌ప్పుడు లేదా చాయ్ లేదా కాఫీతో మన ఆకలిని చంపినప్పుడు, మన శరీరం దానిని తగ్గించే బదులు ఎక్కువ కార్టిసాల్‌ను ఉత్పత్తి చేస్తుంది. ఇది దీనికి దారితీస్తుంది:

  * డిన్నర్‌లో అతిగా తినడం
  * పేలవమైన నిద్ర
  * నెమ్మదిగా జీర్ణక్రియ
  * PCOD/థైరాయిడ్ సమస్యలు
  * ఇన్సులిన్ ఇన్సెన్సిటివిటీ (డయాబెటిస్ మరియు అనేక ఇతర జీవనశైలి వ్యాధులకు దారితీస్తుంది.)

భోజన ఎంపికలు	ఎప్పుడు కోసం చాలా ఉపయోగకరంగా ఉంటుంది.	అదనపు గమనికలు
• కొన్ని వేరుశనగలు మరియు విందు చానా. • మఖానా నెయ్యిలో కాల్చాడు రాతి ఉప్పుతో తాజా కాలానుగుణ ఎండు లేదా అరటి చిక్కి • ఇంట్లో తయారుచేసిన చాకలి లేదా మురుకు	7 లేదా 7.30 వరకు, ఉంటే, కార్బ్లీ రైసర్లు ఇన్సులిన్ నిరోధకత మరియు PCOD డయాబెటిస్ లేదా బిపి	వ్యాయామం చేసేవారు మరియు స్లీపర్లతో ఉత్తమంగా జరుగుతుంది.
• నెయ్యి మరియు బెల్లంతో రోటీ • దహి బియ్యం, హల్మూరి • ఇడ్లీ పొడి, నెయ్యి	రాత్రి 9 గంటల తర్వాత విందు ఉంటే. కార్యాలయం నుండి కార్యాలయానికి 90నిమిషాల ప్రయాణం. Hbస్థాయిలుతక్కువగాఉంటే.	నిద్ర నాణ్యతను తిరిగి పెంపొందించుకోండి. మలబద్ధకాన్ని తగ్గిస్తుంది. శక్తి స్థాయిలను పెంచుతోంది.
• పోహా, ఉప్మా • ఊరగాయతోఇంట్లో తయారు చేసిన ప్లాప్లా లేదా మాత్రి • జీరాడు మరియు నెయ్యితో • ఇంట్లో తయారుచేసిన ఖక్ర • ఇంట్లో తయారు చేసిన దోస • గోండ్/బేసన్/నారియల్-రవ్వ లడ్డు • ఎగ్ టోస్ట్ • ప్రోటీన్ షేక్	సాయంత్రం పనిభారం పెరిగితే మీరు వెళ్లడానికి ఒక పార్టీ ఉంది. మీరు ఇంట్లోమంచి ఆహారం తయారు చేస్తారు కానీ ఎప్పుడు పిల్ల పెట్టాలో తెలీదు విందులుఅస్తవ్యస్తంగా ఉంటే మీరు మామూలుగా పనిచేస్తే అర్ధరాత్రి వరకు	మూడు స్వింగ్స్ మరియు అర్ధరాత్రి కోరికలను ఓడిస్తుంది. రోగనిరోధక శక్తిని పెంచుతుంది. బద్ధకం మరియు కాళ్ల తిమ్మిరి మరియు బలహీనతను నివారిస్తుంది.

తరచుగా అడిగే ప్రశ్నలు

ప్ర. మీరు చాలా త్వరగా డిన్నర్ తీసుకుంటే, సాయంత్రం 6.30-7 గంటలలాగా?

జ. మీరు తప్పనిసరిగా ముందుగానే భోజనం చేయాలి మరియు సాయంత్రం 4-6 గం. మీ విషయంలో చిరుతిండిని మధ్యాహ్నం 3 నుండి 5 గంటల మధ్య తినవచ్చు. మీరు p లోని జాబితా నుండి తెలికైన ఎంపికలలో ఒకదాన్ని ఎంచుకోవచ్చు.

ప్ర. మీరు సాయంత్రం పని చేస్తే?

జ. మీ 4 R పోస్ట్ వర్కౌట్ చేయండి (నీటితో రీహైడ్రేట్ చేయండి, గ్లైకోజన్ స్టోర్స్ నింపండి, ప్రొటీన్‌తో రిపేర్ చేయండి మరియు యాంటీ ఆక్సిడెంట్‌లతో రికవరీ చేయండి – నా పుస్తకంలోని వివరాలు కోల్పోవద్దు, పని చేయండి), అరటి మరియు ప్రొటీన్ షేక్‌తో సహా ఇది మీది అవుతుంది ఆరోగ్యకరమైన భోజనం. మీరు రాత్రి 7 గంటలకు వ్యాయామం చేస్తే, పైన పేర్కొన్న భోజన ఎంపికలు ఏవైనా సరే 5.30 గంటల వరకు పొందవచ్చు. మరియు వ్యాయామం చేసిన వెంటనే మీ విందు.

ప్ర. నైట్ షిఫ్ట్ లేదా బేసి పని గంటలు కోసం?

జ. మీరు తదనుగుణంగా సమయాన్ని తరలించాలి. మీ 4-6 గం. మీ ప్రకారం భోజనం ముందు లేదా తరువాత కావచ్చు పని గంటలు.

ప్ర. ఈ సమయంలో ఏమి ఉండకూడదు?

జ. సాయంత్రం 4-6 భోజనం ఆరోగ్యంగా ఉండాలి. దీని అర్థం నూనె లేని, చక్కెర లేని, అన్యదేశ పండ్లు, రసాలు లేదా ఏదైనా 'డిక్ట్' ఎంపికలు, సాంప్రదాయ భోజనం ఎలా ఉంటుందో అలా చేయండి. మీరు ప్రాథమికాలను గందరగోళానికి గురిచేస్తే మీరు ఈ భోజనం యొక్క అన్ని ప్రయోజనాలను కోల్పోతారు. వీలైనంత వరకు, pలో జాబితా చేయబడిన సులభమైన మరియు ఇంట్లో తయారుచేసిన ఎంపికలకు కట్టుబడి ఉండండి.

వారం 5

మార్గదర్శకం

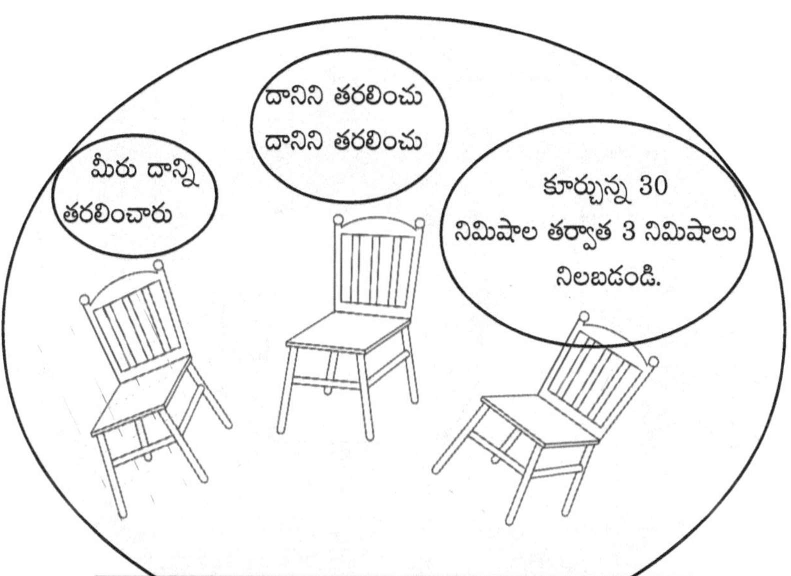

మరింత తరలించండి, సిట్ తక్కువ మెట్లు తీసుకోండి.

- కారును వీలైనంత వరకు పార్క్ చేయండి.
- వారానికి ఒకసారి చెల్లింపు సహాయం లేదా యంత్రం ద్వారా చేసిన పనిని చేయండి.
- విందు తర్వాత 100 సులభమైన దశలు.

మార్గదర్శకం

ఎక్కువ కదలండి, తక్కువ కూర్చోండి.

- కూర్చున్న ప్రతి 30 నిమిషాలకు, 3 నిమిషాలు నిలబడండి

- ప్రతిరోజూ ఇంట్లో మెట్లు ఎక్కి పని చేయండి

- వారానికి ఒకసారి, చెల్లింపు సహాయం లేదా గాడ్జెట్‌కు ప్రస్తుతం కేటాయించిన పనిని చేయండి.

- విందు తర్వాత 100 సులభమైన అడుగులు వేయండి

ఈ మార్గదర్శకాల ద్వారా, ఆరోగ్యం మరియు ఫిట్‌నెస్ యొక్క స్పష్టమైన కానీ తరచుగా పట్టించుకోని అంశాలను హైలైట్ చేయడానికి నేను ప్రయత్నిస్తున్నాను. మరియు ఈ వారం ఇది వ్యాయామం కంటే మరింత ప్రాథమికమైనది – కార్యాచరణ. ఎందుకంటే చురుకైన జీవనశైలి లేకుండా, వ్యాయామం మీకు ఎలాంటి ప్రయోజనాలను అందించదు.

ఈరోజు మన ప్రపంచంలో సమస్య ఏమిటంటే మనం ఎక్కువగా కూర్చోవడం. మేము మునుపెన్నడూ లేనంత నిశ్చలంగా ఉన్నాము. మేము రైళ్లలో, కార్లలో, ఆఫీసుల్లో కూర్చుని, టివి చూస్తున్నప్పుడు, ఫోన్‌లో మాట్లాడుతుండగా, వీడియో గేమ్‌లు ఆడుతున్నప్పుడు, మీరు దానికి పేరు పెట్టండి, మేము క్రియారహిత సంఘం, ముఖ్యంగా పట్టణ మరియు సెమీ అర్బన్ సెట్టింగులలో మనమందరం, మరియు ఇది మారడానికి సమయం.

సిట్టింగ్ ఇప్పుడు ధూమపానం వంటి జీవనశైలి వ్యాధులకు స్వతంత్ర ప్రమాద కారకంగా గుర్తించబడింది. దీని అర్థం మీరు సరిగ్గ తింటున్నా, వర్కవుట్ చేస్తున్నా, సమయానికి నిద్రపోతున్నా, ఒత్తిడికి గురికాకపోయినా, కానీ ఎక్కువ కూర్చుంటే, మీరు ఇప్పటికీ జీవనశైలి వ్యాధులు మరియు మరణానికి గురయ్యే ప్రమాదం ఉంది.

లండన్ బస్సు డ్రైవర్లు మరియు కండక్టర్లపై 1949లో చేసిన ఒక అధ్యయనం కండక్టర్లతో పోలిస్తే డ్రైవర్లు గుండె జబ్బులు మరియు స్ట్రోక్‌కి ఎక్కువగా గురవుతారని వెల్లడించింది. సగటున ఒక కండక్టర్ పనిదినానికి 500–700 అడుగులు ఎక్కువ పడుతుంది. కాబట్టి వారు ఎక్కువ కాలం జీవించారు మరియు ఆరోగ్యంగా ఉన్నారు. తప్పనిసరిగా ఇది ప్రాథమిక అంశాలకు దిమ్మతిరుగుతుంది – మానవులు నిరంతర కార్యాచరణ కోసం ఉద్దేశించబడ్డారు మరియు నిరంతరం కూర్చోవడం కాదు.

మరింత కదిలేందుకు, తక్కువ కూర్చోవడానికి ఇక్కడ కొన్ని సులభమైన మార్గాలు ఉన్నాయి.

- ❖ కూర్చున్న ప్రతి 30 నిమిషాలకు, కనీసం 3 నిమిషాలు నిలబడండి.
- ❖ మీరు నిలబడినప్పుడు, మీ బరువును రెండు పాదాలపై బాగా పంపిణీ చేసి నిలబడండి.

❖ ప్రతిరోజూ పని లేదా ఇంటి వద్ద మెట్లు ఎక్కండి. ప్రతిరోజూ కనీసం నాలుగు అంతస్తులు ఎక్కండి.

❖ మీ కారును వీలైనంత వరకు పార్క్ చేయండి, మీ కారు మరియు మీ గమ్యస్థానం మధ్య కనీసం 500 మెట్లు ఉంచండి. 2030 నాటికి పారిస్ నగరం నుండి కార్లను నిషేధిస్తోంది.

❖ ప్రతి వారానికి ఒకసారి, మీ పరిసరాల చుట్టూ నడవండి లేదా మీ బిడ్డను స్కూలు లేదా పార్క్, స్నేహితుల ఇల్లు, రెస్టారెంట్, మొదలైనవాటికి నడిపించండి. నడక అనేది ఒక కార్యకలాపంగానే కాకుండా, బలమైన సామాజిక బంధాలను మరియు పర్యావరణాన్ని నిర్మించడంలో కూడా మంచిది.

❖ ప్రతి వారానికి ఒకసారి, ప్రస్తుతం ఇంటి సాయం లేదా గాడ్జెట్ ద్వారా కనీసం ఒక పని అయినా చేయండి – మీ స్వంత బట్టలు ఉతకండి, ఇంటి మొత్తానికి వంటలు చేయండి, మీ ఇంటిని తుడుచుకోండి మరియు శుభ్రపరచండి.

❖ పురుషులకు మినహాయింపు లేదు! కుటుంబం కనీసం వారానికి ఒకసారి తిన్న తర్వాత మీరు భోజనం వండవచ్చు మరియు/లేదా శుభ్రం చేయవచ్చు. మీరు కేవలం పప్పు–బియ్యం లేదా ఖిద్ది చేయవచ్చు కానీ మంచి ఆరోగ్యానికి పోషక వాతావరణాన్ని నిర్మించడం చాలా ముఖ్యం.

❖ విందు తర్వాత 100 మెట్లు లేదా శతపవళి. ఇది ఒక కఠినమైన కొలత, మీరు నడిచే చోట, 5–10 నిమిషాల పాటు షికారు చేయండి. మీరు భోజనం తర్వాత టేబుల్‌ని శుభ్రం చేసి, వంటగదిని శుభ్రం చేసినా, అది షటపావళి అవసరాలను తీరుస్తుంది.

మీరు కదలిక మరియు కార్యాచరణ యొక్క ప్రాముఖ్యతను గ్రహించకపోవచ్చు కానీ ఇది మెదడు ప్లాస్టిసిటీని నిర్వహిస్తుంది, ముఖ్యంగా వృద్ధులలో, మరియు వెన్నునొప్పి, మధుమేహం, గుండె జబ్బులు మరియు డిప్రెషన్‌ను కూడా నివారిస్తుంది. ఇప్పుడు తరలించండి. తక్కువ మరియు తరువాత కూర్చోవడం వదిలివేయండి.

గుర్తుంచుకోండి, కార్యాచరణ వ్యాయామానికి భిన్నంగా ఉంటుంది మరియు ఇది ప్రత్యామ్నాయం కాదు. మేము రాబోయే మార్గదర్శకాలలో వ్యాయామం గురించి వివరంగా చర్చిస్తాము.

ప్ర.   నా పని చాలా కూర్చొని పూర్తయింది?

జ.   (ఫోన్ లేకుండా నడవండి మరియు మాట్లాడండి;) అలాగే మీరు మీ పాదాలను విశ్రాంతి తీసుకోవడానికి మరియు మోకాలి వెనుక భాగం తెరిచి మెరుగైన రక్త ప్రసరణను పొందడానికి వీలుగా, మీరే ఫుట్‌రెస్ట్ కొనడాన్ని పరిగణించండి.

ప్ర.   సుదీర్ఘ సమావేశాల గురించి ఏమిటి?

జ.   హడల్ టేబుల్‌ని ఉపయోగించడాన్ని పరిగణించండి – ప్రజలు త్వరగా ఎజెండాకు చేరుకుంటారు, చర్చించి, చెదరగొట్టారు. సాంప్రదాయిక సమావేశ గది అంతులేని కూర్చోవడం మాత్రమే కాదు, బుద్ధిహీనంగా తినడం కూడా. ఇది చాలా అలసిపోతున్న కాంబోగా మారడంలో ఆశ్చర్యం లేదు.

ప్ర.   రండి, నేను ఇంకా కూర్చోవాలి?

జ.   అవును, అన్ని విధాలుగా అలా చేయండి. నా పనిలో కూర్చోవడం కూడా ఉంది మరియు ఇక్క నేను నాకు సహాయం చేయడానికి చేసాను, నేను కుర్చీకి బదులుగా ఒక బెంచ్ కొన్నాను మరియు నా పాదాలు వేలాడదీసే బదులు దానిపై నేను కాలు మీద కూర్చున్నాను. ఎక్కువసేపు కూర్చొని ఉండే ప్రమాదాల గురించి తెలుసుకోవడం మరియు దానిని తగ్గించడానికి చిన్న కానీ తెలివైన చర్యలు తీసుకోవడం కీలకం.

వారం 6

మార్గదర్శకం

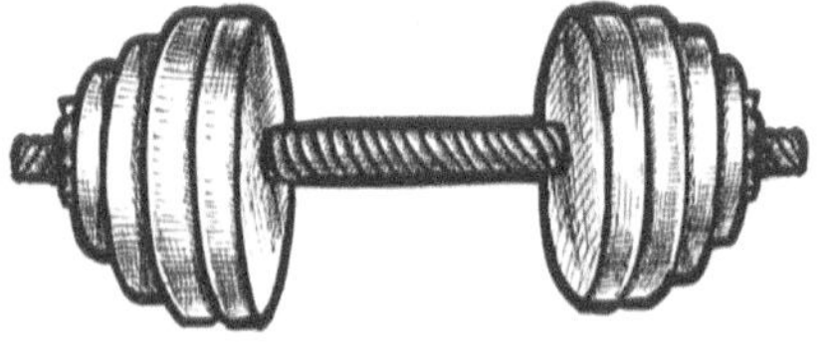

ప్రతి వారం కనీసం ఒక సెషన్ శక్తి శిక్షణతో ప్రారంభించండి.

ఇంతకు ముందు చేయకపోతే. డోంట్ వ్యాయామం కోల్పోవద్దు.

ప్రారంభ దినచర్యతో వారానికి ఒకసారి ప్రారంభించండి.

మార్గదర్శకం

ప్రతి వారం కనీసం ఒక సెషన్ శక్తి శిక్షణతో ప్రారంభించండి.

బలం/బరువు శిక్షణపై గమనికలు

ఈ వారం మార్గదర్శకం గుండె నుండి నేరుగా కాల్ – వ్యాయామం. మీరు దీన్ని చేయాలని మీకు తెలుసు, కానీ మీరు ఇంకా మంచి సమయం కోసం చూస్తున్నారు. మంచి nme ఆ గయా.

భూమిపై బరువు తగ్గాలనుకునే వ్యక్తి లేరు కానీ బరువు తగ్గాలంటే మీరు బరువు పెరగాలి – సన్నని శరీర బరువు – మీ ఎముకలు మరియు కండరాల బరువు.

మనలో చాలామంది ప్రతి 10 సంవత్సరాలకు 24 కిలోల కండరాలను కోల్పోతారు. మహిళల్లో, ప్రత్యేకించి 30 తర్వాత, మన తొడల నుండి కండరాలను కోల్పోయి, వేగంగా కండరాల కొవ్వును పొందుతాము. కండరాల మరియు ఎముక సాంద్రత యొక్క ఈ నిరంతర మరియు ప్రగతిశీల నష్టాన్ని వ్యాయామంతో తిప్పికొట్టవచ్చు. వాస్తవానికి వ్యాయామం మాత్రమే కాదు. నిర్మాణాత్మక వ్యాయామం, బలం (బరువు) శిక్షణ మరియు వ్యాయామ శాస్త్రం యొక్క కొన్ని ప్రాథమిక సూత్రాలను అనుసరించేది.

- **మీరు ఇంతవరకు బరువు శిక్షణ పొందకపోతే:**
  ఇప్పుడే ప్రారంభించండి. స్థానిక జిమ్‌లో నిపుణులైన శిక్షకుడితో సమావేశాన్ని షెడ్యూల్ చేయండి మరియు వారానికి ఒకసారి చేసే దినచర్యతో ప్రారంభించండి. డోంట్ లూస్ అవుట్, వర్క్ అవుట్ నుండి మీరు బిగినర్స్ దినచర్యను కూడా ఉపయోగించవచ్చు. ముఖ్యంగా మీరు ఇప్పటికే ఇన్సులిన్ నిరోధకతను కలిగి ఉంటే, చాలా ఊబకాయం కలిగి ఉంటే, గుండె పరిస్థితి, ఎముకల నష్టం లేదా మధుమేహం కలిగి ఉంటే ప్రత్యేకంగా ప్రారంభించాలి. వృద్ధులకు (పురుషులు మరియు మహిళలు) ఇది చాలా ముఖ్యం.
- **మీరు ఇప్పటికే శిక్షణ పొందుతున్నప్పటికీ క్రమం తప్పకుండా లేకపోతే:**
  క్రమం తప్పకుండా పొందండి వారానికి కనీసం రెండు సార్లు శక్తి శిక్షణకు అంకితం చేయండి. PCOD లేదా బ్రేక్ అవుట్‌లు, రుతుక్రమం ఆగిపోయిన లేదా థైరాయిడ్ సమస్యలు ఉన్న ప్రతి ఒక్కరికీ ఇది చాలా కీలకం. మీ వ్యాయామాలలో ప్రగతిశీల ఓవర్‌లోడ్‌ని తీసుకురావడంపై దృష్టి పెట్టండి. దీని

గురించి మరింత చదవండి 'డోంట్ అవుట్, వర్క్ అవుట్ మరియు ఇంటర్మీడియట్' దినచర్యను అనుసరించండి.

- మీరు వారానికి మూడు లేదా అంతకంటే ఎక్కువ రోజులు శిక్షణ పొందుతుంటే శభాష్! మీ ప్రతినిధులను 5–8 తగ్గించండి మరియు మీ కండరాలకు లోబడి ఉండే తీవ్రత లేదా వాస్తవ బరువుపై దృష్టి పెట్టండి (డోంట్ లూస్ అవుట్, వర్క్ అవుట్ నుండి అధునాతన దినచర్య.) బలం శిక్షణ యొక్క అతిపెద్ద లాభాలు మీరు మీ కండరాలకు శిక్షణ ఇచ్చే లోడ్ బేరింగ్ నుండి వస్తాయి.

ఎందుకు?

మనం పెద్దయ్యాక, మన కొవ్వును మన కండరాలలోకి కూడా చొచ్చుకుపోవడం మొదలవుతుంది. మరియు మన అనాబాలిక్ ప్రతి స్పందన లేదా వ్యాయామానికి మనం ఎంత బాగా స్పందిస్తామో అది తగ్గడం ప్రారంభమవుతుంది. మరియు బలం శిక్షణ అనేది దాన్ని తిప్పడానికి మంచి జోక్యం. ఇది అదనపు కొవ్వు నిల్వలను ఉపయోగిస్తుంది, మీ కండరాల పరిమాణం మరియు బలాన్ని పెంచుతుంది మరియు ఎముకల సాంద్రత మరియు కీళ్ల సరళతను నిర్ధారిస్తుంది. శక్తి శిక్షణ అత్యంత ప్రభావవంతమైనది కానీ హార్మోన్ల ఆరోగ్యాన్ని కాపాడుకోవడానికి తక్కువ జోక్యం. ఇది మీ ఇన్సులిన్ సున్నితంగా ఉంచుతుంది మరియు గ్రోత్ హార్మోన్ను ప్రేరేపిస్తుంది.

ఇక్కడ మరికొన్ని ప్రయోజనాలు ఉన్నాయి:

- డయాబెటిస్‌ను నివారిస్తుంది మరియు మీకు ఇది ఇప్పటికే ఉంటే, స్ట్రెంగ్త్ ట్రైనింగ్ పూర్తిగా ఔషధాలను నిలిపివేయకపోతే తక్కువ మోతాదులో మీకు లభిస్తుంది.

- పీరియడ్ చక్రాన్ని నియంత్రిస్తుంది మరియు నొప్పి లేని కాలాలకు దారితీస్తుంది మీకు బిడ్డ కావాలంటే గర్భధారణను సులభతరం చేస్తుంది.

- ఆర్థరైటిక్ నొప్పిని తగ్గిస్తుంది మరియు యూరిక్ యాసిడ్

- రక్తపోటును తగ్గిస్తుంది మరియు హృదయ స్పందన రేటును తగ్గిస్తుంది.

- మెదడు పనితీరును మెరుగుపరుస్తుంది.

- నడక వేగాన్ని పెంచుతుంది (వేగంగా నడవగలదు)
- డిప్రెసివ్ ఆలోచనలను తగ్గిస్తుంది మరియు నిద్రను మెరుగుపరుస్తుంది.

అంతులేని హాయ్, బాస్‌ను జాబితా చేయండి, కానీ విషయం ఏమిటంటే, మన మందరం 30 తర్వాత ఎలా బరువు పెరుగుతామనే దాని గురించి మాట్లాడుతాము, కానీ మనం కండరాలు కోల్పోతున్నాము, కాబట్టి మనం ఏ బరువు పెరుగుతున్నాం? కొవ్వు. మీ చలనశీలత, బలం, చురుకుదనం లేదా సెక్స్ అప్పీల్‌కు జోడించని కణజాలం. కానీ నీవు బరువును కొలమానంలో కొలవలేము. కాబట్టి వెయిటింగ్ స్కేల్ నుండి బయటపడండి మరియు స్క్వాట్ ర్యాక్ కింద పొందండి.

తరచుగా అడిగే ప్రశ్నలు

ప్ర.   నేను ఇప్పటికే కార్డియో/స్విమ్మింగ్/జుంబా/డ్యాన్స్ మొదలైనవి చేస్తున్నాను, నేను బలం శిక్షణ ఇవ్వాలా?

జ.   అవును, మరియు కారణం ఆఫ్టర్ బర్న్ లేదా అధిక పోస్ట్ ఆక్సిజన్ వినియోగం (EPOC). ఆఫ్టర్ బర్న్ అనేది శక్తి శిక్షణ యొక్క ప్రతి సెషన్‌ను అనుసరించే ప్రక్రియ, ఇక్కడ శరీరం 3648 గంటల వరకు అధిక రేటుతో కొవ్వును కాల్చేస్తుంది. ఏరోబిక్ వ్యాయామాల విషయంలో ఇది కాదు, ఇక్కడ కొవ్వు కరిగిపోతుంది, ఒకవేళ అయినా జరుగుతుంది వ్యాయామం చేసే సమయంలో మాత్రమే. ఇది ఊబకాయానికి లేదా శరీరంలోని అధిక కొవ్వు కారణంగా హార్మోన్ల అసమతుల్యతతో బాధపడుతున్న వారికి ప్రత్యేకంగా సహాయపడుతుంది.

ప్ర.   జిమ్‌కు ప్రత్యామ్నాయంగా మనం ఇంట్లోనే చేయగలమా?

జ.   విషయం ఏమిటంటే మీరు ఇంట్లో శిక్షణ పొందవచ్చు. ఇది జిమ్‌లో ట్రైనింగ్ చేసినంత ప్రభావవంతంగా లేదు కానీ బలం శిక్షణ పొందడం కంటే ఇది అనంతమైనది. స్క్వాట్స్, లంగ్స్ మరియు సవరించిన పుష్‌-అప్‌లు/పుల్‌-అప్‌లు ఇంట్లో సురక్షితంగా చేయవచ్చు. ఈ లింక్‌లో కొన్ని మంచి ఇంటి వ్యాయామాలు ఉన్నాయి.

http://www.exrx.net/questions/Basic Program.htrni

రెండు దృశ్యాలు :

1. మీకు యాక్సెస్ ఉంది కానీ జిమ్‌కు వెళ్లడం ఇష్టం లేదు ఎందుకంటే మీరు భయపడుతున్నారు/సిగ్గపడతారు/సమయం లేదు/ఇది చాలా బిగ్గరగా ఉంది/ ఇది బాడీ బిల్డర్ల కోసం మాత్రమే, మొదలైనవి.
బరువు శిక్షణ వల్ల కలిగే ప్రయోజనాలు పైన పేర్కొన్న అన్ని సమస్యలను అధిగమిస్తాయి. జిమ్‌లో వ్యాయామం చేయడం అనేది వెయిట్ ట్రైన్‌కు సురక్షితమైన మార్గం ఎందుకంటే మీరు సరైన ఫామ్‌తో శిక్షణ ఇవ్వడానికి యంత్రాలు మరియు తక్కువ బరువులను (శరీర బరువు కంటే తేలికైనవి) ఉ పయోగించవచ్చు. క్రమంగా బరువు పెరగడం ద్వారా, మీరు మీ శక్తిలో పురోగతి సాధించవచ్చు.

2. **మీకు జిమ్‌కి యాక్సెస్ లేదు.**
ఆ సందర్భంలో, మీరు కనీస లేదా పరికరాలను ఉపయోగించని కొన్ని ప్రాథమిక బలపరిచే వ్యాయామాలను నేర్చుకోవచ్చు.

ప్ర. నేను ఇప్పుడే వెయిట్ ట్రైనింగ్ ప్రారంభించాను, నా బ్లడ్ షుగర్ లెవల్స్ మెరుగ్గా ఉన్నాయి, నా థైరాయిడ్ మెరుగ్గా ఉంది, నా జీన్స్ వదులుతోంది, కానీనేను ఒక గ్రాము కోల్పోలేదు, నిజానికి నేను రెండు కిలోలు పెరిగాను?

జ. ముందుగా మొదటి విషయాలు, ఆ విచారకరమైన ముఖాన్ని విశాలంగా నవ్వుతూ మార్చుకోండి. బరువు శిక్షణ మీ ఎముకలు మరియు కండరాల కొవ్వు రహిత బరువును పెంచుతుంది. సహజంగానే, ఇది మీ శరీర ద్రవ్యరాశికి కొన్ని అదనపు గ్రాములు లేదా కిలోలుఅని అర్థం, మీరు మరింత కండరాల గ్లైకోజెన్‌ను నిల్వ చేయడం ప్రారంభించినప్పుడు, అది శరీర బరువును కూడా పెంచుతుందనే వాస్తవాన్ని మర్చిపోకూడదు.
సాంకేతికంగా మీరు ఒక గ్రాము కొవ్వును పొందకుండా లేదా కోల్పోకుండా 5 కిలోల వరకు శరీర బరువును పొందవచ్చు లేదా కోల్పోవచ్చు. శరీర బరువు కొవ్వు లేదా ఫిట్‌నెస్‌కి కొలమానం కాదు. బదులుగా వ్యాయామ పనితీరును చూడండి. ఇది మీ శరీరం యొక్క కొవ్వును కాల్చే సామర్థ్యం(ఆరోగ్యం, ఫిట్‌నెస్

మరియు వ్యాధుల (ప్రమాదం) యొక్క ఖచ్చితమైన కొలత. మీరు ఎక్కువ బరువును పెంచుతున్నట్లయితే, వ్యాయామం పట్ల మరింత ఉత్సాహాన్ని అనుభవిస్తే, వ్యాయామశాలలో మీ దినచర్య కోసం ఎదురుచూస్తున్నట్లయితే, మీరు ట్రాక్‌లో ఉన్నారని అర్థం అంతే.

వ్యాయామ ప్రణాళిక కోసం నియమాలు

- మొత్తం వర్కౌట్ సమయానికి కనీసం 150 నిమిషాలు ప్లాన్ చేయండి వారం రెండు వెయిట్ ట్రైనింగ్ సెషన్ల మధ్య కనీసం 2రోజుల గ్యాప్ ఉంచండి.

- కార్డియో కూడా చేస్తుంటే, వెయిట్ ట్రైనింగ్ తర్వాత ఒక రోజు షెడ్యూల్ చేయండి.

- Exercise వ్యాయామ రోజులలో ఉత్తమ ఫలితాలను పొందడానికి విశ్రాంతి రోజులలో నిర్మించుకోండి యోగా ఆసనాలు వ్యాయామం మరియు పునరుద్ధరణ రెండింటికీ అద్భుతమైన రూపం (మరియు చాలా ఎక్కువ) మరియు (ప్రతిరోజూ చేయవచ్చు.

అన్ని వ్యాయామాల గురించి

మనం వ్యాయామం చేయడం ముఖ్యం కానీ కీలకం కాదు.

ఎందుకు? ప్రయోజనాలు.

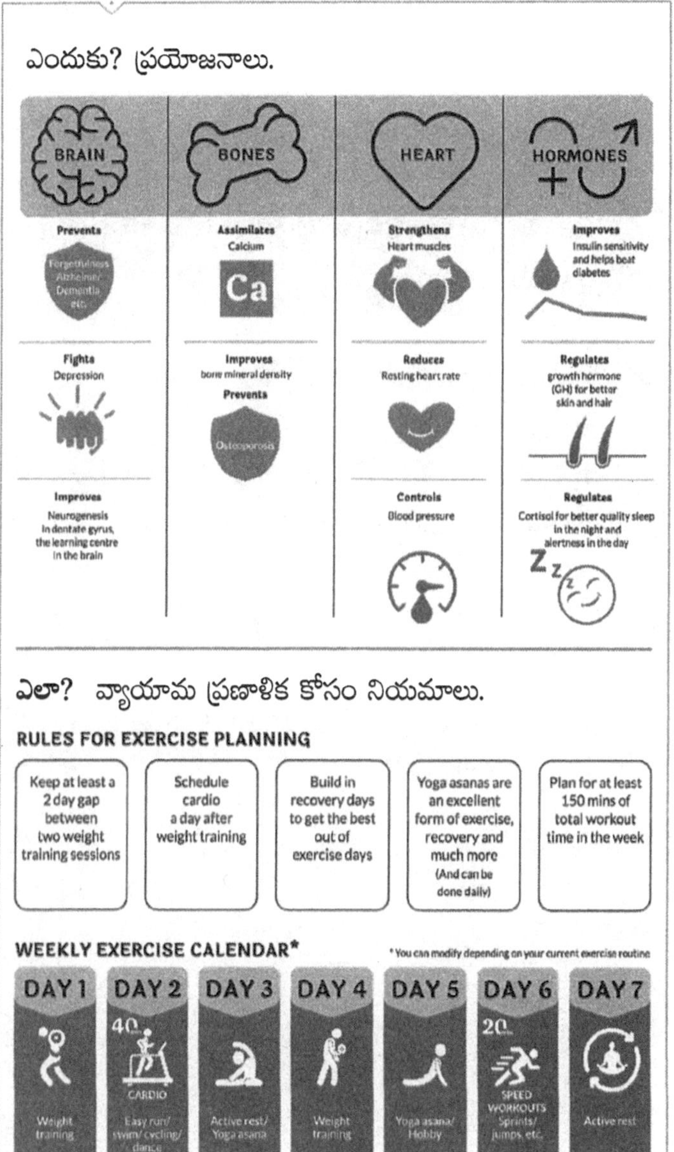

ఎలా? వ్యాయామ ప్రణాళిక కోసం నియమాలు.

ఏమి తినాలి?

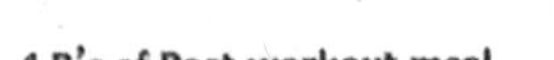

WHAT TO EAT?

EATING RIGHT IS CRUCIAL TO ENSURE THAT EXERCISE WORKS FOR YOU

Pre-workout meal

4 R's of Post workout meal

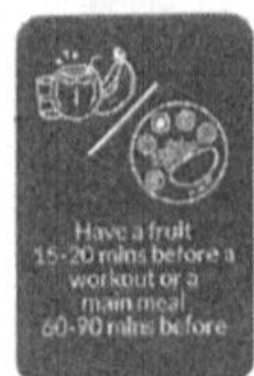

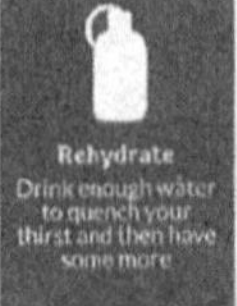

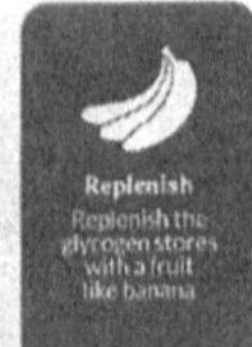

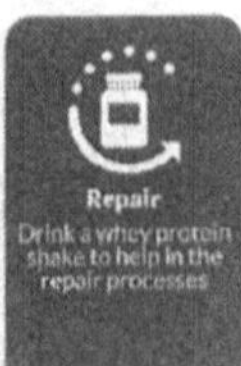

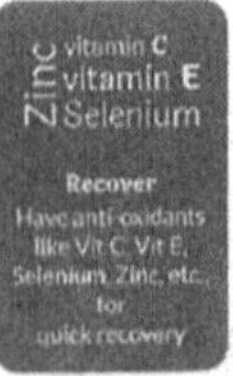

TOP 5 FOODS TO IMPROVE EXERCISE PERFORMANCE

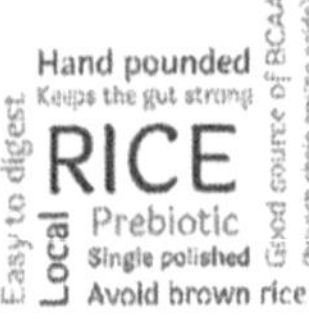

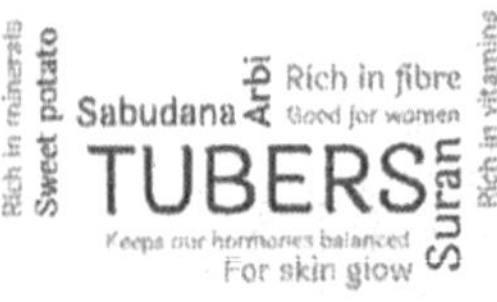

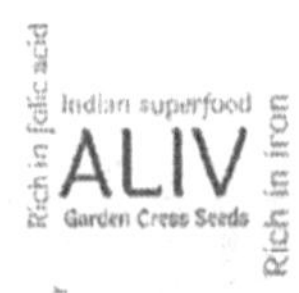

వారం 7

మార్గదర్శకం

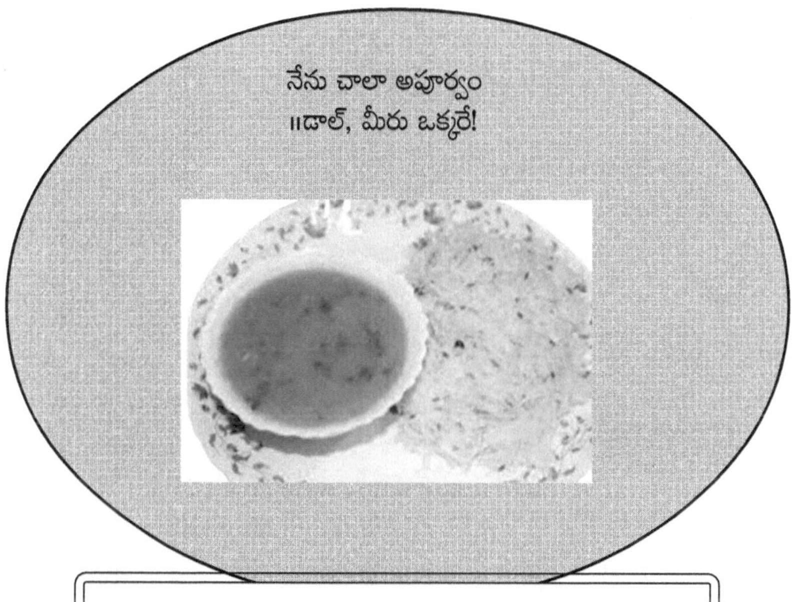

రాత్రి భోజనానికి డాల్ రైస్ తినండి,
మీ అమ్మమ్మ చేసిన విధంగా ఉడికించాలి.
గోధుమ రంగులో కాకుండా తెల్లగా తినండి.
తప్పక నెయ్యి జోడించండి.

మార్గదర్శకం

విందు కోసం పప్పు–అన్నం తినండి.

మీరు రాత్రి భోజనానికి అన్నం ఎందుకు తినాలి

❖ సులభంగా జీర్ణమవుతుంది

❖ నిద్ర నాణ్యతను మెరుగుపరుస్తుంది

❖ ఇది ప్రీబయోటిక్(ప్రోబయాటిక్ కోసం ఆహారం) మరియు ప్రేగును ఉంచుతుంది బలమైన బై–బై మలబద్ధకం.

❖ బియ్యంలోని బిసిఎఎ (బ్రాంచ్ చైన్ అమైనో ఆమ్లాలు) కండరాలను తగ్గించే ప్రభావాన్ని కలిగి ఉంటాయి (అంటే, మీరు వేగంగా వ్యాయామ ఫలితాలను చూస్తారు)

❖ అన్ని రకాల రాజ్యాంగాల ప్రజలకు (వాత, పిట్ట మరియు కఫ దోషాలు) అనుకూలం

❖ అన్నం చాలా ఉంది, కానీ ఇక్కడ కొన్ని దాచబడ్డాయి **పోషకాలు**

- మెథియోనిన్ అనేది సల్ఫర్ కలిగిన అమైనో ఆమ్లం, ఇది ఫ్రీ రాడికల్స్ ద్వారా స్కిన్ టోన్ దెబ్బతినకుండా, కాలేయాన్ని డిటాక్స్ చేయడంలో సహాయపడుతుంది మరియు వృద్ధాప్య ప్రక్రియను తగ్గిస్తుంది, మెరుగైన చర్మం మరియు జుట్టు, తక్కువగీతలు మరియు తక్కువ బూడిద రంగు.

- విటమిన్ బి 1 నరాలకు మరియు గుండెకు మంచిది మరియు మంట మరియు ఉబ్బరం తగ్గించడంలో సహాయపడుతుంది. B3 యొక్క మంచి మూలం కూడా. అన్నం వండే ముందు కాసేపు నానబెడితే మీరు విలువలను పెంచుకోవచ్చు.

- RS– నిరోధక పిండి, మా పెద్ద ప్రేగులలో పులియబెట్టిన అణువు. ఇది క్యాన్సర్ను నివారించడంలో సహాయపడుతుంది, లిపిడ్ ప్రొఫైల్ను మెరుగుపరుస్తుంది మరియు చెడు బ్యాక్టీరియా పెరుగుదలను నిరోధిస్తుంది.

అన్నం ఎవరు తింటారు?

ప్రతి ఒక్కరూ. మనం భారతీయులు అన్నం, పప్పు మరియు నెయ్యితో తినే విధానం, భోజనం గ్లైసెమిక్ సూచికలో తక్కువగా ఉండేలా చూస్తుంది మరియు స్థిరమైన రక్తంలో చక్కెర ప్రతి స్పందన ఉంటుంది. అందువల్ల మధుమేహం, గుండె జబ్బులు లేదా మరేదైనా వ్యాధి ఉన్నవారికి, గర్భిణి స్త్రీలకు, యువకులకు మరియు వృద్ధులకు, చురుకైన మరియు నిశ్చల, సన్నని మరియు ఊబకాయం వాస్తవానికి గ్లాస్టోలోని యూరోపియన్

కాంగ్రెస్ ఆఫ్ ఒబేసిటీలో సమర్పించిన ఒక తాజా అధ్యయనంలో పశ్చిమ దేశాలలో తక్కువ కార్బ్ ఆహారాలు ప్రాచుర్యం పొందినప్పటికి, ఒకరి ఆహారంలో బియ్యం చేర్చడం వలన ప్రపంచవ్యాప్తంగా స్థూలకాయం 1% లేదా 7 మిలియన్ల తక్కువ స్థూలకాయం తగ్గుతుంది. ప్రజలు వరిలో ఉండే ఫైబర్, పోషకాలు మరియు మొక్కల సమ్మేళనాలు సంపూర్ణత్వం యొక్క భావన పెరుగుదలతో సంబంధం కలిగి ఉంటాయి. మరియు అందువల్ల అతిగా తినే ప్రమాదాలు తగ్గుతాయి.

అన్నం అన్ని 12 నెలలకు మంచిది కానీ ఉపవాసాలు లేదా ప్రత్యేక సందర్భాలలో తినే జోవర్ బజ్ర, రాగి లేదా కుట్టు, రాజ్‌గీర, సమో మొదలైన మిల్లెట్‌లను మర్చిపోవద్దు, మీరు మిల్లెట్లలో ఒకటి లేదా గోధుమ చపాతిని ఒక భోజనం కోసం మరియు మరొకటి అన్నం కూడా తీసుకోవచ్చు. మీరు మూడు భోజనాలకు అన్నం కూడా తీసుకోవచ్చు. కానీ మీరు మిల్లెట్లు కూడా తినేలా చూసుకోండి.

తరచుగా అడిగే ప్రశ్నలు

ప్ర. అన్నం ఎలా ఉడికించాలి?

జ. ఇది ఉత్తమంగా రుచి చూసే విధంగా ఉడికించాలి. ఇది మీ అమ్మమ్మ ఎలా ఉపయోగిస్తుందో అలానే ఉంటుంది. బియ్యం నుండి పిండిని తొలగించడం వంటివి ఏవీ లేవు: స్టార్చ్ అనేది ఒక ముఖ్యమైన పోషకం, అణువుల వెంట అనేక ఇతర పోషకాలు ఉంటాయి. బియ్యం నుండి నీటిని తొలగించడం వల్ల ఈ యాంటీ ఏజింగ్ పోషకాలు కూడా తొలగిపోతాయి. ఒకవేళ దీనిని తొలగించినట్లయితే, సాంప్రదాయకంగా, దీనిని కొన్ని ధాన్యాలతో పాటు వండుతారు మరియు జీర్ణశయాంతర ప్రేగులలో తేలికగా ఉన్నందున కుటుంబంలోని అతి పిన్న వయస్కులకు మరియు చిన్నవారికి కంజీ లేదా పెజ్‌గా అందించబడుతుంది, కనుక ఎక్కువ నమలడం అవసరం లేదు (మరియు మీరు మీ దంతాలను పెంచకపోవచ్చు లేదా మీ దంతాలను కోల్పోకపోవచ్చు) మరియు విటమిన్ బి జీవక్రియ ప్రక్రియలో సహాయపడుతుంది. కాబట్టి నీటిని తీసివేయడం వనరుల యొక్క మరింత తెలివైన ఉపయోగం నుండి వచ్చింది మరియు కొవ్వు వచ్చే భయం నుండి కాదు. రాత్రిపూట అన్నం తినడం ఒక అద్భుతమైన వ్యూహం. కానీ ఉదయం పని చేయకండి, ఎందుకంటే ఇది నిజంగా పునరుద్ధరణ నిద్రకు సహాయపడుతుంది.

ప్ర. బ్రౌన్ లేదా వైట్ రైస్?

జ. చేతితో కొట్టిన లేదా సింగిల్ ఫాలిష్ చేసిన తెల్ల బియ్యం, బ్రౌన్ రైస్‌లో ఎక్కువ ఫైబర్ ఇన్సులిన్ ఫంక్షన్‌కు కీలకమైన జింక్ వంటి ఖనిజాలను గ్రహించే విధంగా వస్తుంది.

ప్ర. ఏ అన్నం తినాలి?

జ. భారతదేశంలో వేలాది రకాల బియ్యం ఉన్నాయి, వాటి స్వంత ప్రత్యేక వాసన మరియు రుచిని కలిగి ఉంటాయి. ఈ సుగంధ సమ్మేళనాలు అనేక పోషక ప్రయోజనాలను అందిస్తాయి మరియు శరీరంలో యాంటీఆక్సిడెంట్ల వలె పని చేస్తాయి, వృద్ధాప్య ప్రభావాలను ధిక్కరించడంలో సహాయపడతాయి. కాబట్టి మీరు నివసిస్తున్న ప్రాంతంలో (లేదా దగ్గరగా) పెరిగే రకాన్ని పిల్ల చేయండి.

ప్ర. బియ్యం మరియు రోటీ కలిసి?

జ. అవును, మీకు ఆకలి ఉంటే మీరు చేయవచ్చు.

ప్ర. మనం ఆలస్యంగా భోజనం చేస్తే? మేము ఇంకా బియ్యం పొందగలమా?

జ. అవును, ఇది జీర్ణించుకోవడానికి సులభమైన భోజనం మీరు దానిని ఇలా పొందవచ్చు బిచ్ల లేదా దాల్-రైస్,

ప్ర. మధుమేహం ఉన్నవారికి అన్నం పెట్టవచ్చా?

జ. అన్నం సంప్రదాయకంగా పప్పు / సబ్జీ /మాంసం /దహి, మొదలైన వాటితో పాటు నెయ్యితో పాటు తింటారు, మరియు ఇది భోజనంలో గ్లైసెమిక్ సూచికను తగ్గిస్తుంది మరియు అందువల్ల మధుమేహ వ్యాధిగ్రస్తులకు పూర్తిగా సురక్షితం.

ప్ర. నాకు కేవలం పప్పు-బియ్యం ఉంటే నాకు ఆకలిగా అనిపిస్తుందా?

జ. మీరు మీ పప్పు-బియ్యానికి నెయ్యి వేసి, నెమ్మదిగా మరియు పూర్తి శ్రద్ధతో తినండి ఇంకా ఆకలిగా ఉంటే నిద్రపోయే ముందు ఒక గ్లాసు పాలు తాగండి.

ప్ర. ఎంత?

జ. మీరు 4నుండి6 గంటల మధ్య ఆరోగ్యకరమైన భోజనం చేస్తుంటే, మరియు భోజన సమయంలో వ్యాయామాలు మరియు గాడ్జెట్లను దూరంగా ఉంచడం, మీరు సరిగ్గా తినడం జరుగుతుంది. మరేమీ లేదు, తక్కువ ఏమీ లేదు. తదుపరి మార్గదర్శకంలో పరిమాణం గురించి మరింత.

వారం 8

మార్గదర్శకం

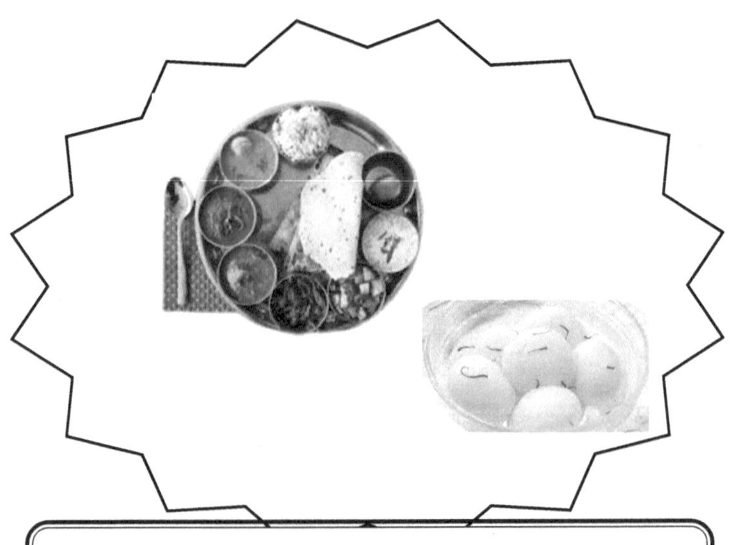

మీకు సహాయం చేయడానికి మానసిక భోజన పటాన్ని ఉ పయోగించండి! సరైన పరిమాణంలో తినండి.

మీరు ఎంత తినాలనుకుంటున్నారో ఊహించండి.

ఆ భాగంలో సగం మీకు అందించండి. భోజనం తినడానికి రెట్టింపు సహాయం తీసుకోండి.

మార్గదర్శకం

సరైన పరిమాణంలో తినడంలో సహాయపడటానికి మానసిక భోజన పటాన్ని ఒక సాధనంగా ఉపయోగించండి.

కళ్ళు స్పష్టంగా ఉన్నప్పుడు, శరీరం ఆరోగ్యంగా మరియు ఆకలి పెరిగినప్పుడు, అది విజయానికి సంకేతం అని హఠ యోగ ప్రదీపిక తెలిపింది. అలాంటప్పుడు మీరు భాగం నియంత్రణలో ఉన్నప్పుడు, మిమ్మల్ని మీరు తక్కువ తినమని బలవంతం చేస్తే, మీ ఆకలిని టీ /కాఫీ/ చూయింగ్ గమ్ /సూప్‌లు /ఫైబర్ జెల్స్‌తో ముసుగు చేయండి, మొదలైనవి. బరువు తగ్గే మార్గంలో కూడా విజయం అంతంతమాత్రంగా మారుతుంది.

మీ అవసరం మరియు అత్యాశ మధ్య వ్యత్యాసాన్ని మీరు గుర్తించగలిగే మంచి జీవితం, మీరు అపరాధం, పశ్చాత్తాపం మరియు నిరాశ బావాలు లేకుండా ఆహారం, ఫిట్‌నెస్ మరియు ఆరోగ్యాన్ని ఆస్వాదించడానికి నేర్చుకునే జీవితం. కానీ ఈ రోజు మనం కూడా తిన్నందున మనం లావుగా ఉన్నామని భావిస్తున్నాం. ఎక్కువ లేదా చాలా కేలరీలు తినండి. నిజం ఏమిటంటే మనం ఒబెసోజెనిక్ వాతావరణంలో జీవిస్తున్నాము. మన ఆకలిని పెంపొందించడం మరియు సరైన మొత్తంలో దినడం దాదాపు అసాధ్యమైన పరిస్థితులను మరియు అలవాట్లను ఏర్పరుచుకున్నాము. కాబట్టి, మన దగ్గర మెంటల్ మీల్ మ్యాప్ ఉంది, ఎవరైనా వారి ఆకలిని అర్థం చేసుకుని, ఎంత తినాలో నేర్చుకునే ఒక సాధారణ సాధనం.

దిగువ ఇన్ఫోగ్రాఫిక్ మానసిక భోజన పటం యొక్క సాధారణ దశలను వివరిస్తుంది.

దశ 1: మీరు ఎంత తినాలనుకుంటున్నారో విజువలైజ్ చేయండి

దశ 2: ఆ భాగంలో సగం మీరే అందించండి.

దశ 3: ఈ భోజనం తినడానికి రెట్టింపు సమయం తీసుకోండి(లేదా అదే సమయం మీ పూర్తి భాగం వలె)

దశ 4: ఇంకా ఆకలిగా ఉంటే, దశ 1 నుండి మళ్ళీ ప్రారంభించండి.

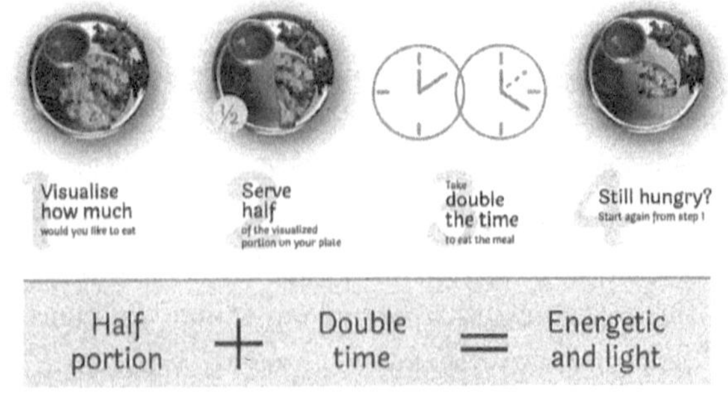

తేదీలు మరియు కాఫీ

నా పనిలో అత్యుత్తమమైన వాటిలో ప్రయాణం మరియు సుదూర ప్రాంతాల సంస్కృతులను చూడటం. మరియు అన్ని పురాతన సంస్కృతులలో నాని–దాడి వివేకం యొక్క ఖచ్చితమైన ఇంగితజ్ఞానం యొక్క భరోసా మరియు బలోపేతం.

ఒక ప్రసంగం కోసం జోర్డాన్ సందర్శించినప్పుడు, మీరు ఒకేసారి ఎన్ని తేదీలు మరియు ఆరబిక్ కాఫీ తాగాలనే నియమం ఉందని నేను తెలుసుకున్నాను. కాబట్టి, మీరు ఒక తేదీతో పాటు వచ్చినప్పుడు మీ హోస్ట్ అందించే ఒక కప్పు తప్పక తాగాలి. కానీ మీరు మూడవది (తేదీ మరియు కాఫీ) తినగలిగితే మాత్రమే మీరు మీరే రెండవదాన్ని అనుమతించాలి. రెండు లేదా నాలుగు లేదా సరి సంఖ్యల వద్ద ఆపడానికి అనుమతి లేదు.

ఇది నాకు తెలుసుకోవడం చాలా అందమైన మార్గం, ఎక్కడ తినడం మానేయాలి మరియు పూర్తి అయ్యే ముందు ఆపే ఒక ఆచరణాత్మక మార్గం యోగా కూడా మీరు భోజనం ముగించినప్పుడు మీ కడుపులో 25% ఖాళీగా ఉండాలని చెబుతుంది కానీ జోర్డాన్ దానిని ఎలా ఆచరణలో పెట్టాలో మీకు చూపుతుంది.

తరచుగా అడిగే ప్రశ్నలు

ప్ర. మానసిక భోజన పటం ప్రధాన భోజనానికి మాత్రమేనా లేక నేను పండు తింటున్నప్పుడు లేదా చాయ్ తాగుతున్నప్పుడు కూడా నేను దానిని అనుసరించవచ్చా?

జ. ఆదర్శవంతమైన సందర్భంలో, మీరు ఈ విధానాన్ని అంతటా తీసుకుంటారు. మీరు పూర్తిగా నిండిపోయే ముందు తినడం మానేయండి మీరు పెద్ద భోజనంతో ప్రారంభించవచ్చు మరియు కొంత వ్యవధిలో ఆటో రిఫ్లెక్స్ వంటి మీరు ఏమి తింటున్నారనే దానితో సంబంధం లేకుండా ఈ అభ్యాసం ఉపయోగపడుతుందని మీరు కనుగొంటారు. మరియు మేము అసలైన కట్టింగ్ చాయ్ ప్రజలు, కాబట్టి సాంస్కృతికంగా మేము ఈ అభ్యాసాన్ని అభినందిస్తున్నాము మరియు దానికి పూర్తిగా అనుగుణంగా ఉన్నాము.

ప్ర.   నేను ఏదైనా ఇష్టపడితే, నేను అతిగా తినవచ్చా?

జ.   రోజు అవును, అన్ని విధాలుగా, కొన్ని చాస్ లేదా కొన్ని సమోసాలు లేదా కొన్ని జిలేబీలు చాలా ప్రత్యేకమైనవి, అవి అదనపు కాటుకు అర్థమైనవి. దాన్ని లోపల తినండి సంతోషకరమైన జ్ఞాపకం లాగా, భోజనం పూర్తయిన చాలా కాలం తర్వాత జరుపుకోవడానికి మిమ్మల్ని అనుమతించే పద్ధతి, నా ఖాతాదారులకు నేను ఎల్లప్పుడూ చెప్పేది. ఇక్కడ ఉంది. అతిగా తినడానికి నా రహస్య నియమం నిజంగా మంచి సంభాషణ సెక్స్ లేదా నవ్వుకు దారితీసిందా లేదా ఒక ముఖ్యమైన వ్యాపార ఒప్పందాన్ని మూసివేయడానికి మిమ్మల్ని అనుమతించిందా; అవును అయితే, అది విలువైనది. దీనిని జరుపుకోండి మరియు తదుపరి భోజనం నుండి, తిరిగి జీవించడానికి మరియు సాధారణంగా తినడానికి తిరిగి వెళ్లండి. మీ ఆకలి గురించి తెలుసుకోవడం మరియు మీరు లక్ష్మణ్ రేఖను ఎప్పుడు దాటారో తెలుసుకోవడం ప్రధాన విషయం.

ప్ర.   కేవలం భాగం నియంత్రణ ఎందుకు కాదు?

జ.   ఆకలి అనేది కదిలే సంస్థ. సీజన్, మీ మనస్సు యొక్క స్థితి, మీరు ఎక్కడ తింటున్నారో, మీరు ఎవరితో తింటున్నారు, అన్నీ దానిని ప్రభావితం చేస్తాయి. మీ వ్యాయమ తీవ్రత మరియు నిద్ర నాణ్యత కూడా మీ ఆకలిని ప్రభావితం చేస్తాయి. కాబట్టి మీ భోజనంతో నిమగ్నమై ఉండండి మరియు మీకు అవసరమైనంతవరకు తినండి, ఎక్కువ కాదు, తక్కువ కాదు మరియు కొంత కాలంలో, అవగాహన కూడా సహజంగా మరియు అప్రయత్నంగా మారుతుంది దాని కోసం పని చేయండి.

ఆలియా మరియు ఇద్దరు సన్యాసులు

న్యూయార్క్ నగరంలో విహారయాత్ర తర్వాత, ఆలియా నా కార్యాలయంలో కూర్చుని, ఆమె చాలా ఆహారం మరియు కొన్ని పానీయాలు కూడా తాగిందని నాకు చెప్పింది. మీరు బాగా గడిపారు, నా, "నేను ఆమెను అడిగాను." నా జీవిత కాలం, "ఆమె చెప్పింది," తో, వాసూల్, అని నేను ఆమెతో అన్నాను. ఆమె నా వైపు చూసింది, అయోమయంలో పడింది. డైటీషియన్‌గా, నేను tch tchపాత్రను పోషించాలి, చెడ్డ అమ్మాయి, దయచేసి మంచి సమయాన్ని పొందవద్దు.

"మీరు ఇద్దరు సన్యాసుల కథ విన్నారా?" నేను అడిగాను. "లేదు," ఆమె చెప్పింది. ఇద్దరు సన్యాసులు ఆశ్రమానికి వెళ్తున్నారు మరియు వారు బ్రహ్మచర్యానికి ప్రమాణం చేయబడ్డారు, కథనం, మతం అడవిలో ఉంది, కొండపైన, దారిలో అడవి ప్రవాహాలు దాటాలి. అలాంటి ఒక ప్రవాహం సమీపంలో, సన్యాసులు ప్రవాహం దాటడానికి ఇబ్బంది పడుతున్న ఒక చిన్న యువతిని చూశారు. ఒక సన్యాసి ముందుకు వంగి, ఆమెను తన చేతుల్లోకి తీసుకుని, మరొకరి వద్ద అప్పగిస్తాడు. బ్యాంకు, ఇద్దరు సన్యాసులు ఆ తరువాత, ఆశ్రమం వైపు పైకి మరియు ముందుకు ప్రయాణం కొనసాగిస్తారు. కొండ సమీపించే కొద్దీ, ఎక్కడం నిటారుగా, కఠినంగా ఉంది మరియు శ్వాస తీసుకొని సన్యాసి ఆ మహిళను తీసుకెళ్లిన వ్యక్తిని అడుగుతాడు, మీరు ఏ ముఖంతో ఆశ్రమానికి వస్తున్నారు? మేము బ్రహ్మచర్యానికి ప్రమాణం చేస్తున్నాము మరియు స్త్రీలను మీ చేతుల్లోకి తీసుకెళ్లడం గురించి మీరు ఏమీ అనుకోరు, కానీ నేను ఆమెను బ్యాంకులో పడేసాను మరియు మీరు ఇప్పటికీ ఆమెను తీసుకువెళుతున్నారు అని మరొకరు సమాధానం ఇచ్చారు.

"ఒంటి, నేను తరచుగా ఇక్కడకు రావాలి. అలియా చెప్పింది మరియు మీ కథలు వినండి, – రండి, పుత్రి రండి, ఆహారం నాహిన్, అపరాధం లావుగా ఉంది."

వారం 9

మార్గదర్శకం

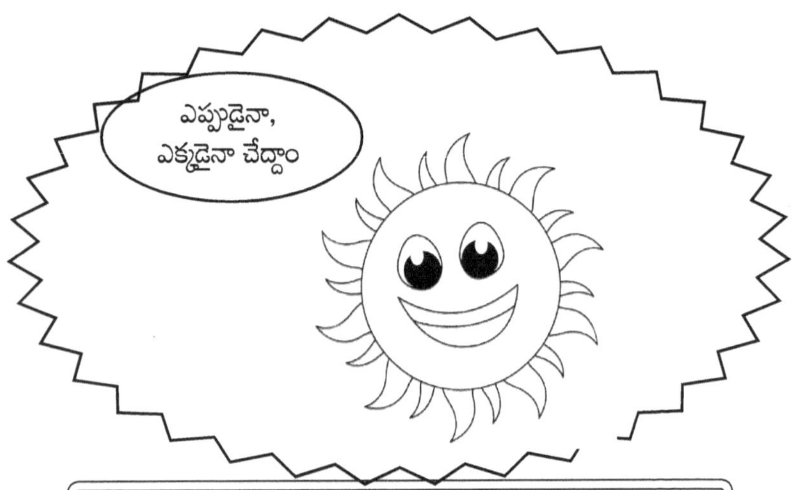

రోజూ సూర్యనమస్కారం ఆచరించండి. ఇంట్లో
స్థిర ప్రదేశాన్ని ఎంచుకోండి. ప్రాధాన్యంగా
బాగా వెంటిలేషన్ చేయబడినది. ప్రతిరోజూ
చేయడానికి సమయాన్ని నిర్ణయించండి
– సూర్యోదయం లేదా సూర్యాస్తమయం మంచి సమయం.

మార్గదర్శకం

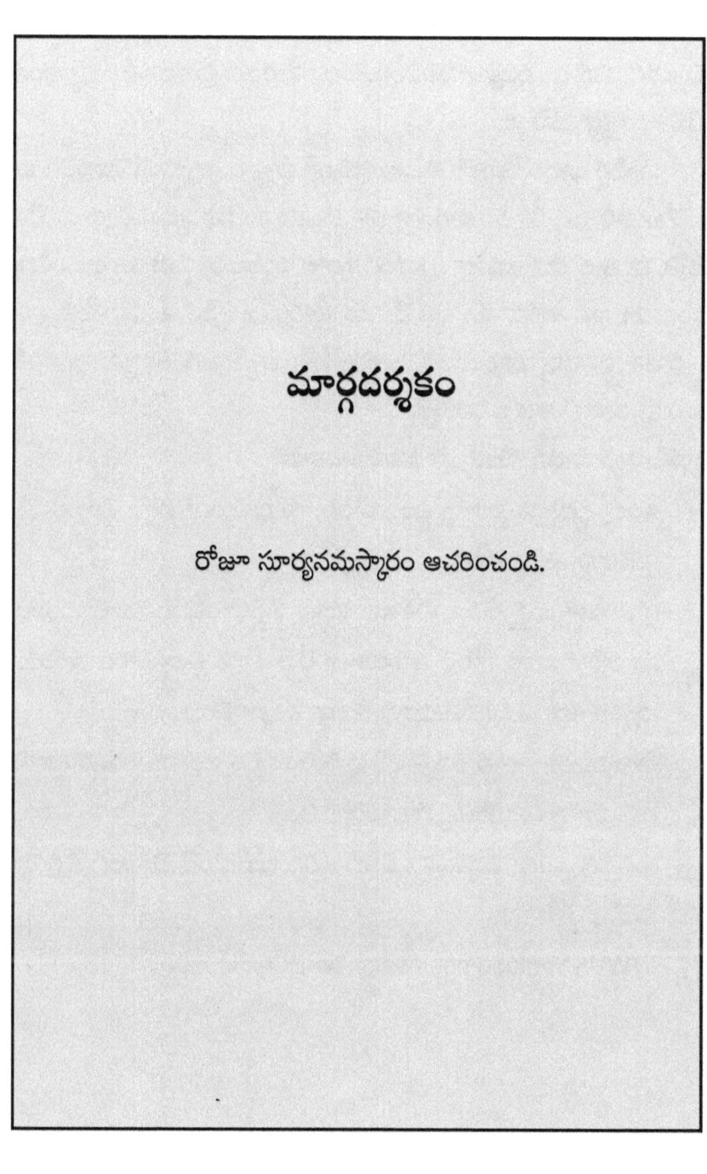

రోజూ సూర్యనమస్కారం ఆచరించండి.

మేము ఇంకా నాలుగు వారాలు మాత్రమే కలిసి ఉన్నాము మరియు ఇప్పుడు మీరు ఇప్పటికే మీ దినచర్యలో ఎనిమిది జీవనశైలి మార్పులను చేర్చారు. మరియు ఇక్కడ తాజాది ఒకటి. సమయ పరీక్షలో నిలిచింది. బలం మరియు ప్రశాంతత మధ్య అంతరాన్ని తగ్గించేది – సూర్యనమస్కారం.

ప్రాచీన భారతదేశంలో, పిల్లలు బ్రషింగ్ స్నానం, క్యాటింగ్ మొదలైన వాటితో పాటు రోజువారీ దినచర్యలో భాగంగా ప్రతిరోజు ఐదు సూర్యనమస్కారాలు చేయడం ఒక పద్ధతి, నా తాత లేదా అజోబా 87 సంవత్సరాల వయసులో మధ్యాహ్నం ఒంటిగంటకు మరణించారు, కానీ అతను తన పని చేసాడు సూర్యనమస్కర్ , ఇంటిని దుమ్ము దులిపి, అతని భోజన దినచర్య పూర్తయింది. అతను సిక్స్ ప్యాక్ కలిగి ఉన్నాడు, అతనికి అది కావాలని కాదు కానీ అది అనివార్యం.

సూర్య నమస్కార సాధన యొక్క ప్రాథమిక అంశాలు

- ❖ ఇంట్లో స్థిరమైన స్థలాన్ని ఎంచుకోండి. ప్రాధాన్యంగా బాగా వెంటిలేషన్ ఉన్న ప్రదేశాన్ని ఎంచుకోండి.

- ❖ ప్రతిరోజూ దీన్ని చేయడానికి సమయాన్ని నిర్ణయించండి. సూర్యోదయం లేదా సూర్యాస్తమయం మంచి సమయాలు లేదా మీరు అల్పాహారం ముందు లేదా స్నానం తర్వాత మీ సమయాన్ని కూడా చక్కగా చేయవచ్చు.

- ❖ సాధారణంగా శ్వాస తీసుకోండి మరియు సరైన భంగిమ నేర్చుకోవడానికి మీ సమయాన్ని తీసుకోండి, హడావిడి లేదు.

- ❖ కుడివైపు ఒకటి, ఎడమవైపు ఒకటి కలిసి ఒక రౌండ్ చేయండి వీడియో లింక్

WWW. Youtube.com/watch?v=BOlydiu050A

రోజువారీ సూర్యనమస్కార సాధన వల్ల ప్రయోజనాలు

ఫిట్‌నెస్, విస్తృతంగా, నాలుగు భాగాలను కలిగి ఉంది- బలం, సత్త్వ, సాగతీత మరియు స్థిరత్వం, మీరు వాటిని 4S యొక్క ఫిట్‌నెస్ అని పిలవవచ్చు. మరియు ఒకేసారి అన్ని భాగాలతో నిమగ్నమయ్యే ఒక రూపం మరియు సమయం, స్థలం పెద్ద పెట్టుబడి లేకురా లేదా డబ్బు సూర్యనమస్కరం, మీరు వాచ్యంగా ఎప్పుడైనా చేయవచ్చు. ఏదైనా స్థలం, మరియు మీకు అవసరమైన ఏకైక పరికరం క్రమశిక్షణ. ఇది అన్ని వయసుల వారికి, లింగాలకు మరియు అన్ని కాలాలకు మంచిది. సూర్యనమస్కార్ యొక్క సాధారణ అభ్యాసం:

- మీకు బలమైన కండరాల వెన్నును అందిస్తుంది. మా నిష్క్రియాత్మకత కారణంగా పేలవమైన భంగిమ, మొదలైనవి, మనం వెన్నముకను ఆరోగ్యంగా ఉంచడానికి మాత్రమే కాకుండా, శరీరంలోని బలాన్ని, ప్రత్యేకంగా గ్లూటియస్‌ని, మనస్సులోని బలాన్ని కోల్పోతున్నాము. మన శరీరంలో బలహీనంగా మరియు మనస్సులో దూకుడుగా అనిపిస్తే దానికి కారణం మనకు బలమైన వీపు లేదు.

- మీకు వయస్సు లేని, కాంతివంతమైన చర్మాన్ని ఇస్తుంది. ఇది సౌందర్య ప్రయోజనం మాత్రమే కాదు, మంచి ఆరోగ్యానికి నిజమైన ప్రతిబింబం. చర్మం మన శరీరంలో అతిపెద్ద అవయవం మరియు చర్మం ఆరోగ్యంగా ఉంటే కిడ్నీ కాలేయం, గుండె, అన్ని అవయవాలు ఆరోగ్యంగా మరియు మంచి పోషణతో ఉంటాయి.

- హార్మోన్ల సమతుల్యత, మన గ్రంథులపై నేరుగా పనిచేసే వ్యాయామం ఏదైనా ఉంటే-థైరాయిడ్, అడ్రినల్స్, ఫిట్యూటరీ. ఇది సూర్యనమస్కరం. వాంఛనీయ జీవక్రియ, నొప్పిలేని పీరియడ్స్ నుండి ఆరోగ్యకరమైన విటమిన్ డి వరకు, గ్రంథులు ఉత్తమంగా పనిచేస్తాయని ఈ అభ్యాసం నిర్ధారిస్తుంది.

పురోగతి సాధించడానికి ప్రత్యేక సూచనలు

1.   మీరు ఇంతకు ముందు సూర్యనమస్కరం చేయకపోతే

- ప్రతి ప్రత్యామ్నాయ రోజు 2 రౌండ్‌లతో ప్రారంభించండి.

- 3 వ వారం నుండి ప్రతిరోజు 2 రౌండ్లకు గ్రాడ్యుయేట్ చేయండి,

- ఆపై ప్రతి ప్రత్యామ్నాయంగా మీ ప్రాక్టీస్‌కు 1 రౌండ్ జోడించండి వారం

2. దీన్ని చేయండి కానీ చాలా క్రమం తప్పకుండా కాదు.

- దీనిని చర్చలు చేయలేని విధంగా టై చేయండి: ఉదాహరణకు, ప్రాక్టీస్ ఇంటి నుండి బయటకు వెళ్లవద్దు.

- రోజుకు 5 మంచి సంఖ్య, దాన్ని నిలబెట్టుకోండి.
మీకు మరొకటి చేయాలని అనిపిస్తే, 12 వారాలు వేచి ఉండండి.
ముందుగా స్థిరంగా ఉండేలా మనసుకు శిక్షణ ఇవ్వండి.

3. క్రమం తప్పకుండా చేయడం

- ఆదివారం విశ్రాంతి తీసుకోకండి.

- 5 కంటే దిగువకు పడిపోకండి లేదా 12 దాటి వెళ్లండి.

- ఆలోచన ప్రతి దశలోనూ మెరుగుపడాలి మరియు బుద్ధిపూర్వకంగా సంఖ్యను పెంచకూడదు

ప్ర. **ఇది చాలా వేడిగా ఉంటే లేదా నాకు బాగా అలసటగా అనిపిస్తే?**

జ. ఒకరోజు మీరు చాలా వేడిగా, బాగా అలసిపోయినట్లు, అనిపిస్తున్నారు, కుడి కాలు నడిపించే చోట కుడివైపు సగం వదిలేయండి. ఎడమవైపు మీ రౌండ్లు చేయండి. మరియు మీకు ఎంత తేలికగా అనిపిస్తుందో చూడండి.

ప్ర. **పీరియడ్స్ సమయంలో నేను సూర్యనమస్కారం చేయాలా?**

జ. మీ శరీరాన్ని వినడానికి సంకోచించకండి. మీరు మంచి ఆకారంలో ఉంటే చేయండి, మీరు అయిపోయినట్లయితే సంఖ్యను వదలండి.

ప్ర. **పీరియడ్స్ సమస్యల విషయంలో ఎలా సవరించాలి?**

జ. 3పూర్తి రౌండ్లతో ప్రారంభించండి మరియు ఎడమవైపున 2 రౌండ్లతో మాత్రమే ముగించండి.

జ. సూర్యనమస్కారం యొక్క పూర్తి రౌండ్= పూర్తి శ్రేణికి దారితీస్తుంది
కుడికాలు నుండి+ ఎడమకాలు నుండి పూర్తి సీక్వెన్స్
ఎడమవైపు ఒక రౌండ్= ఎడమకాలు+ నుండి పూర్తి సీక్వెన్స్+ పునరావృతం

ప్ర. **నాకు వెన్ను మోకాలి నొప్పి ఉంటే?**

జ. సరైన టెక్నిక్ మీద మొదట దృష్టి పెట్టండి. నొప్పిని పెంచే భంగిమలను దాటవేయండి, కానీ మిగిలిన ఏ సీక్వెన్స్ చేయండి.

వారం 10

మార్గదర్శకం

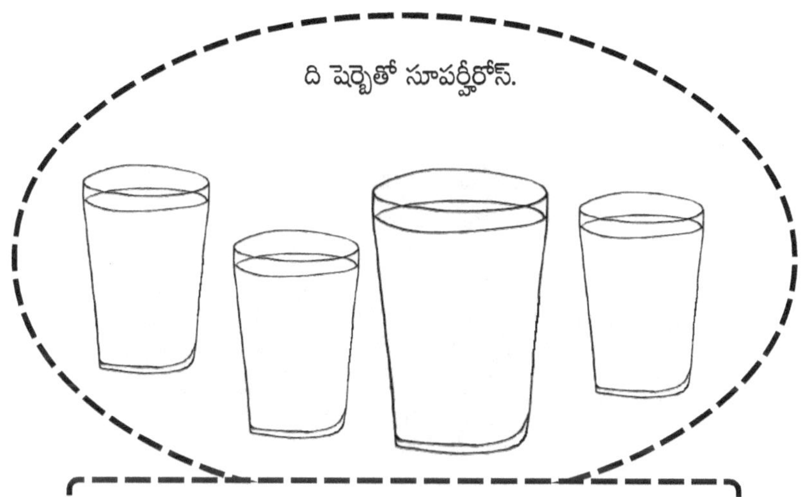

షెర్బెత్‌లు మరియు ఇతర సాంప్రదాయాలను కలిగి ఉండండి.
రోజంతా వేసవి పానీయాలు. కొన్ని
ఎంపికలు NARIYAL PANI-ఉదయం
మధ్యలో. బటర్‌మిల్క్ – భోజనం తర్వాత.
నింబు షెర్బెత్– ప్రారంభ ఈవ్
స్నాక్‌తో. విందు కోసం కులిత్.

మార్గదర్శకం

రోజంతా షెర్బెత్‌లు మరియు ఇతర కాలానుగుణ పానీయాలతో హైడ్రేటెడ్‌గా ఉండండి.

గమనికలు

గత కొన్ని మార్గదర్శకాలలో మేము సంఖ్యలు, లేయర్స్ మరియు ఆహార సమూహాలకు మించి ఆరోగ్యం మరియు ఫిట్‌నెస్ గురించి సంభాషణను విస్తరించడానికి ప్రయత్నిస్తున్నాము మరియు మేము ఇప్పుడు ఒక అడుగు ముందుకు వేస్తాము.

మనం సాంప్రదాయకంగా చేసే పనులలో ఒకటి సీజన్ ప్రకారం మనం తినే మరియు త్రాగే వాటిని మార్చడం. ఉదాహరణకు, మీరు వేసవిలో నీరసంగా, అనారోగ్యంతో లేదా పూర్తిగా ఆమ్లంగా ఉండటం గమనించవచ్చు. మరియు చలికాలంలో మీరు చెమట పట్టకపోవడం వలన మీ దాహం సంకేతాల పట్ల మీరు నిర్లక్ష్యంగా ఉండి, నిర్జలీకరణానికి గురవుతారు.

అయితే శుభవార్త ఏమిటంటే, ఇది ఇలా ఉండవలసిన అవసరంలేదు. వివిధసీజన్లలో మనం సరైన ఆరోగ్యంతో ఉండేలా చూసుకోవడానికి సులువైన మార్గాలు ఉన్నాయి. మరియు ఈ వారానికి ఇది మార్గదర్శకం.

అత్యంత ప్రాచుర్యం పొందిన కొన్ని సాంప్రదాయ పానీయాలు మరియు ఎందుకు మరియు మీరు వాటిని ఎప్పుడు కలిగి ఉండాలి.

- **నారియల్ పానీ–ఉదయం మధ్యలో, మధ్యాహ్నానికి ముందు**
ఆమ్లత్వం మరియు మొటిమలను తగ్గించడంలో సహాయపడుతుంది మరియు వేసవిలో మీకు రంధ్రాలు పెరిగితే, వారానికి ఒకటి లేదా రెండుసార్లు, మీ నారియల్ పానీకి సగం స్పూన్ సబ్జా గింజలను జోడించండి.

- **ఛాస్ (మజ్జిగ) – మధ్యాహ్న భోజనం తర్వాత**
విటమిన్ బి 12 కి మంచి మూలం కాకుండా, ఈ శీతలకరణి మీరు రోజు ద్వితీయార్ధంలో ఉబ్బరం కాకుండా చూస్తుంది. మీరు బిపి లేదా డయాబెటిస్ takeషధాలను తీసుకుంటే లేదా యాంటీబయోటిక్స్ కోర్సు నుండి కోలుకుంటే ప్రత్యేకంగా ఉపయోగపడుతుంది. తీపి కోరికలకు కూడా సహాయపడుతుంది.

- **నింబు షెర్బెట్–మీ సాయంకాలపు చిరుతిండితో మీ నింబు పానీకి ఉప్పు**
పంచదార, జీరా మరియు నల్ల మిరియాలు జోడించండి వేసవికాలంలో కూడా అనేక ప్రత్యామ్నాయ షెర్బెట్‌లు ఉన్నాయి – కేసుడో, వాలా, కోకుం, వరియాలి, బెల్, మొదలైనవి. శరీరం యొక్క సహజ ఏసి, ఈ సూక్ష్మపోషకాలు అధికంగా ఉండే షెర్బెట్‌లు మీ ఎలక్ట్రోలైట్లు లేదా నీటిలో కరిగే విటమిన్లు తగ్గడానికి అనుమతించవు, ముఖ్యంగా మీరు బిపి అయితే రోగి.

- **క్లిత్ (హార్స్‌గ్రామ్)- విందులో**

  మీరు మీ ఆకలిని కోల్పోయినట్లయితే లేదా శక్తి తక్కువగా ఉన్నట్లు అనిపిస్తే లేదా చాలా గ్యాసీగా అనిపిస్తే, మీకు ఇది అవసరం. దాని నుండి ఒక పప్పు తయారు చేసి అన్నంతో తినండి, లేదా దాహితో ఒక పెస్ట్ (ఒక సూప్ లాగా)గా మార్చుకోండి మరియు బదులుగా రాత్రి భోజనానికి తీసుకోండి(ప్రతి ప్రాంతంలో దాని కోసం ఒక రెసిపీఉంది). మీరు బాగా నిద్రపోవడమే కాకుండా మీ చర్మాన్ని తాజాగామరియు పొట్టగా అనిపించడంతో మేల్కొంటారు. ఫోలిక్ యాసిడ్ మరియు ఖనిజాలు అధికంగా ఉండే కులిత్కు ధన్యవాదాలు, సూపర్ పల్స్ ఆఫ్ ఆల్‌ఇండియా, అలాగే మధుమేహం లేదా బలహీనమైన జీర్ణక్రియ ఉన్నవారికి చాలా మంచి ఎంపిక.

- **ఆమ్లా షెర్బెట్ మరియు కాలి గజార్ కి కంజీ**

  ఉత్తర భారతదేశంలోని ఈ రెండు పానీయాలు పోషకాలతో నిండి ఉంటాయి మరియు వేసవి నుండి శీతాకాలం వరకు సున్నితంగా మారడానికి అనుమతిస్తాయి. సీజన్ మారినందున మీరు రద్దీగా లేదా ఫ్లూ రాకుండా వారు నిర్ధారిస్తారు. ఈ విటమిన్ సి- మరియు ఎ-రిచ్ పానీయాలు, వాటి ఆరోగ్యకరమైన బ్యాక్టీరియాతో పాటుగా, కాలుష్య స్థాయిలు పెరిగినప్పుడు శరీరం వెళ్లే ఫ్రీ రాడికల్ నష్టాన్ని కూడా నివారిస్తుంది.

కులిత్ గురించి మరింత

ఉత్తరం నుండి దక్షిణానికి మరియు తూర్పు నుండి పడమర వరకు తింటారు, ఇది భారతదేశంలోని చికిత్సా పప్పులలో ఒకటి, ముఖ్యంగా మూత్రపిండాల్లో రాళ్లు. ఇది చవకైన ప్రోటీన్ మూలం మరియు మీరు దానిని సూప్‌గా చేసి, దానిని నెయ్యి, లేదా పప్పులాగా ఉంచి, అన్నంతో లేదా ఉడికించి, బంగాళాదుంపలాగా గుజ్జు చేసి పరాఠాగా మార్చవచ్చు.

అన్ని పప్పుల మాదిరిగా, ఉత్తమ ఫలితాల కోసం, దానిని నానబెట్టి మొలకెత్తి ఆపై ఉడికించాలి. రుతువిరతి సమయంలో వర్ణద్రవ్యం మరియు చర్మం పొడిబారడానికి ముఖ్యంగా మంచిది.

ఈ సాంప్రదాయ పానీయాల ప్రయోజనాలు

ప్రతి సీజన్ యొక్క సాంప్రదాయ పానీయం ఈ ప్రాంతంలోని మరచిపోయిన, ఉపయోగించని జాతుల నుండి స్థిరంగా ఉంటుంది. ఈ పానీయాలను పగటిపూట మధ్య భోజనంగా లేదా ప్రధాన భోజనానికి తోడుగా చేర్చడం వెనుక ఉన్న ఆయుర్వేద జ్ఞానం ఆకలిని తగ్గించడం, జీర్ణక్రియను తగ్గించడం మరియు రోగనిరోధక శక్తిని పెంచడం, వారు ఆహారంలో వైవిధ్యాన్ని పరిచయం చేస్తారు, సీజన్‌ను జరుపోవడానికి మరియు వేర్లు, పువ్వులు, ఆకులు మొదలైన వాటిని ఆహ్లాదకరమైన, రంగురంగుల పద్ధతిలో తినడానికి మిమ్మల్ని అనుమతిస్తారు. కొన్నిసార్లు చిక్కగా, కొన్నిసార్లు తీపిగా, కొన్నిసార్లు పుల్లగాఈ షర్బెట్‌లు ప్రతి భారతీయ వంటగదికి అమూల్యమైన సంపద, మరికొన్ని ప్రయోజనాలు:

- ❖ అసిడిటీని తగ్గించి ఉబ్బరం వదిలించుకోవడానికి సహాయపడండి
- ❖ ఆరోగ్యకరమైన బ్యాక్టీరియా పెరుగుదలను ప్రోత్సహిస్తుంది మరియు పేగును పెంపొందిస్తుంది.
- ❖ A మృదువైన, మచ్చలేని రంగును ఇవ్వండి
- ❖ U యుటిఐ మరియు జ్వరాలను నివారించండి
- ❖ clstronic దీర్ఘకాలిక శరీర నొప్పులు మరియు నొప్పులను తగ్గించండి

తరుచుగా అడిగే ప్రశ్నలు

ప్ర. నింబు పానీ, నారియల్ పానీ మరియు షెర్బెట్‌లు కాకుండా, మనం ఏ ఇతర వేసవి పానీయాలను తీసుకోవచ్చు?

జ. ప్రతి ప్రాంతానికి దాని స్వంతం ఉంది, ఇక్కడ మరికొన్ని ఉన్నాయి:

అంబిల్ – మజ్జిగలో రాగి(లేదా నాచ్ని) తో సుగంధ ద్రవ్యాల మిశ్రమం లేదా పెరుగు పన్నది కచ్చ కైరీ (పచ్చి మామిడి)

పానీయం – కేసర్ లేదా ఆమ్ పోరార్ షార్బోట్‌తో అలంకరించబడుతుంది, ఇది బెంగాలీలు వేసవిలో కాల్చిన మామిడి పానీయం.

నీరా – నిద్రలేమి నుండి తామర వరకు ప్రతిదీ నయం చేయగల కన్య తాటి పానీయం. మరికొన్ని వేసవి పానీయాలు తండై, నాన్నేరి, కోకుం, బు రాన్స్(రోడోడెండ్రాన్), సముద్రపు కస్కరా, రేగుట సూప్, బేల్ షెర్బెట్, వాలా లేదా బుస్, గులాబీ.

ప్ర. **వేసవిలో చెరకు రసం తాగవచ్చా?**

జ. ఇది శీతాకాలాలకు అనువైన పానీయం, కానీ మీరు వేసవిలో తాగుతుంటే, అందులో కొద్దిగా అల్లం చూర్ణం వేయండి మరియు ఎల్లప్పుడూ మధ్యాహ్నానికి ముందు మరియు చక్కెర చెరకును నిమిషం ముందుగానే తాగండి (త్రాగాలి).

ప్ర. **శీతాకాలం కోసం మరికొన్ని ఎంపికలు?**

జ. చాస్ (మజ్జిగ)కు బదులుగా, లస్సీని ఉదయం లేదా మధ్యాహ్నం ఆలస్యంగాతీసుకోండి. కులిత్ పప్పును తయారు చేసి, బ్రజాతో కలిపి డిన్నర్ చేయండి. సరే అన్నం కూడా తినండి. మీరు మీ రోజును ప్రారంభించడానికి లేదా ముగించడానికి ఆమ్లా షెర్బెట్(ఉదయం సమయం) మరియు పాలతో చ్యవన్‌ప్రష్ కూడా తీసుకోవచ్చు. వేరుశెనగ మరియు బెల్లం లేదా జీడిపప్పు మరియు బెల్లం మధ్యలో భోజనం.

ప్ర. **తాజా కొబ్బరి నీరు అందుబాటులో లేదు. ప్రత్యామ్నాయాలు ఏమిటి?**

జ. కోకుం, నింబూ, అంబిల్, పన్నా, బెల్, బురన్స్, ఇవన్నీ తాజా కొబ్బరి నీరు లేకపోయినా అందుబాటులో ఉంటాయి.

ప్ర. **మీరు కులిత్ గురించి ప్రస్తావించారు, కానీ అది వేడి చేసే ఆహారం కాదా?**

జ. అన్ని పప్పులు సాంప్రదాయకంగా శీతాకాలంలో పండించబడతాయి కానీ ఏడాది పొడవునా నిల్వ చేయబడతాయి మరియు తినబడతాయి. ప్రాచీన సంస్కృతికి చెందినది అంటే సీజన్ ఆధారంగా వాటిని ఉపయోగించడానికి ఇప్పటికే ఒక వ్యవస్థ ఉంది. కాబట్టి శీతాకాలంలో మీరు హిమాలయ ప్రాంతాలలో మాదిరిగా కులిత్ పరాఠా కలిగి ఉండవచ్చు మరియు వేసవిలో మీరు అదే కులిత్‌ని ఉపయోగిస్తారు, కానీ దానిని దహి లేదా చాస్‌తో ఉ డికించి దానిని మార్చండి.

మహారాష్ట్రంలోని కలాస్ వంటి కూలింగ్ డ్రింక్ రెండు సీజన్లలో, ఇది చర్మం వృద్ధాప్యాన్ని నిరోధించడంలో సహాయపడుతుంది. Hb స్థాయిలను పెంచుతుంది మరియు రోగనిరోధక శక్తిని పెంచడంలో సహాయపడుతుంది.

మా అమ్మమ్మలు ఈ వంటకాలను చక్కగా ట్యూన్ చేయడానికి శతాబ్దలుగా గడిపారు; వారిని గౌరవించడం మరియు చల్లగా ఉండడం ఇప్పుడు మా వంతు.

ఆఫ్ఘనిస్తాన్

కాబూల్ భారత రాయబార కార్యాలయం మరియు ఐక్యరాజ్యసమితిలో నా చర్చల కోసం ఇటీవల అక్కడ గడిపిన రెండు రోజులలో నేను మొత్తం పుస్తకాన్ని వ్రాయగలను, కాని నా ప్రధాన విషయం హాఫ్‌మేవా, స్థానిక డ్రై ఫ్రూట్స్‌లో ఉత్తమమైన షెహబ్ (లేదా మల్బరీ) సహాయంతో తయారు చేసిన పానీయం. ఈ పానీయం వసంత తాగడం మరియు పువ్వులు, వెచ్చదనం మరియు రోడ్డు పక్కన తాగే వ్యక్తుల రాకను సూచిస్తుంది. త్వరలో అందరూ సాధారణ స్థితికి మరియు శాంతికి తిరిగి వస్తారనే ఆశావాదానికి సంకేతం. నర్వే భవంతు సుఖినాహ్ (లేడీ గాగా నుండి ప్రేరణ పొందలేదు).

వారం 11

మార్గదర్శకం

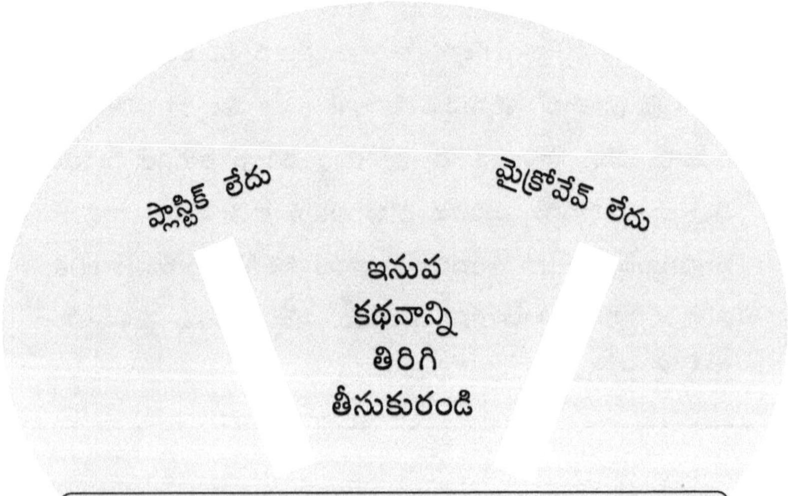

టాప్ 3 కిచెన్ నియమాలు
ఆరోగ్యకరమైన తగ్గింపు ప్లాస్టిక్,
ఐరన్ కథైని తిరిగి తీసుకురండి.
వేడి, మైక్రోవేవ్ చేయవద్దు.

మార్గదర్శకం

ఈ మూడు వంటగది నియమాలను పాటించండి
ఆరోగ్యకరమైన ఆరోగ్యం

1. ప్లాస్టిక్‌ని తగ్గించండి
2. ఇనుము కఢాయిని తిరిగి తీసుకురండి
3. వేడి, మైక్రోవేవ్ చేయవద్దు

గమనికలు

ఫిట్నెస్ గురించి ఏదైనా సంభాషణ వాస్తవానికి మా వంటగది నుండి ప్రారంభమవుతుంది. ఆరోగ్యం, సామరస్యం మరియు ఆనందం ఉద్భవించిన ప్రదేశం అది.

❖ ప్లాస్టిక్‌ను తగ్గించండి. మీరు ఈ 3 దశలతో ప్రారంభించవచ్చు:

1. షాపింగ్ చేయడానికి ప్లాస్టిక్ సంచులకు బదులుగా వస్త్రం సంచులను ఉపయోగించండి. కూరగాయలు మరియు పండ్లు, కూరగాయలు మరియు పండ్లు కొనడం మానుకోండి. అవి వ్యక్తిగతంగా ప్లాస్టిక్ లేదా థర్మోకాల్‌లో ప్యాక్ చేయబడతాయి.

2. ముఖ్యంగా వేడి ఆహారం కోసం ప్లాస్టిక్ టిఫిన్ బాక్స్‌లు లేవు మరియు ప్లాస్టిక్ కట్‌లరీలు లేవు. హాత్ సే ఖావో. అలాగే, పండ్లు మరియు డబ్బాల కోసం వేలాడే సినిమాలు లేవు. ప్లాస్టిక్ కత్తిపీటను నిషేధించిన మొదటి దేశం ఫ్రాన్స్, రోటీలు చుట్టడం కోసం స్టీలు డబ్బాలు మరియు మాల్మల్ వస్త్రాన్ని ఉపయోగించండి.

3. ప్రయాణించేటప్పుడు ఉక్కు లేదా రాగి నీటి సీసాలు ఉపయోగించండి మరియు ప్లాస్టిక్ సీసాలు కాదు (మినరల్ వాటర్ బాటిళ్లతో సహా).

❖ ఇనుము కథాయిని వెనక్కి తీసుకురండి – అవును దయచేసి, నాటే జోడో.

1. కాప్పును నివారించడంలో కీర్తి ఉందని మీరు నమ్మేలా చేసిన మీ టెఫ్లాన్–కోటెడ్ నాన్‌స్టిక్ కడ్డెస్‌కు బై చెప్పండి. (అది కాదని ఇప్పుడు మీకు తెలుసు).

2. మీ పొహా, ఉప్మా మరియు సబ్జీలను ఇనుక కడైలో ఉడికించాలి. నెయ్యి లేదా నూనె మరియు సుగంధ ద్రవ్యాలు జోడించడం మర్చిపోవద్దు మరియు మీకు ఇనుము ఎప్పటికీ తగ్గదని నేను పందెం వేస్తున్నాను.

3. అలాగే, అల్యూమినియం పాత్రలు మరియు రేకులను కూడా వదలండి. మీరు స్టెయిన్‌లెస్ స్టీల్, పిటల్ మరియు ఇతర లోహాలను ఉపయోగించవచ్చు. అల్యూమినియానికి గురికావడం వలన జింక్ స్థాయిలు తగ్గుతాయి. మన శరీరాలకు, ముఖ్యంగా మెదడు ఆరోగ్యానికి మరియు మధుమేహాన్ని నివారించడానికి ఒక ముఖ్యమైన ఖనిజం.

- ❖ వేడి, మైక్రోవేవ్ చేయవద్దు. అన్నింటిలో మొదటిది, మీరు మైక్రోవేవ్ చేస్తున్నట్లయితే, మీరు అతిగా ఉడికించి, ఆపై అతిగా తింటున్నారని అర్థం, తర్వాత అతిగా తినడం మరియు మళ్లీ ఓవర్‌కేటింగ్, కాబట్టి ఈ విష చక్రాన్ని ఆపండి. మీరుఆహారాన్ని వేడి చేయాల్సి వస్తే, దానిని నిప్పు మీద నెమ్మదిగా వేడి చేయండి. మైక్రోవేవింగ్ అనేది ఆహారంలోని మైక్రోమస్టియంట్లకు హానికరం, ఎందుకంటే అవి చాలా ఎక్కువ ఉష్ణోగ్రతల వద్ద త్వరగా వేడెక్కుతాయి.
  సోదా మత్ జ్యాదా, మీ వంటగదిని శుభ్రం చేయడానికి తిరిగి వెళ్లు, మరియు ఇంటి మనుషులు పాల్గొనడం మర్చిపోవద్దు.

ఎందుకు?

- ప్లాస్టిక్ అనేది మన పర్యావరణానికి మాత్రమే కాకుండా మన శరీరంలో హార్మోన్ల సమతుల్యతకు కూడా ప్రధాన కాలుష్య కారకం. ఇది మన శరీరంలో ఈస్ట్రోజనిక్ రసాయనాలను విడుదల చేస్తుంది మరియు మన పురుష మరియు స్త్రీ హార్మోన్ల మధ్య నిష్పత్తికి భంగం కలిగిస్తుంది. మీరు PCOD వయోజన మొటిమలు లేదా యుక్తవయస్సులో ఉన్న చిన్న అమ్మాయి అయితే ముఖ్యంగా ముఖ్యం.

- ఇనుము కదె మీ ఆదేశంలో ఇనుము యొక్క ముఖ్యమైన మరియు తక్కువ విలువ కలిగిన మూలం.

- శక్తి లేకపోవడం, ఉత్సాహం మరియు కోపం తక్కువ & స్థాయిల నుండి బయటపడతాయి. సూక్ష్మపోషకాల లోపాలకు ఎల్లప్పుడూ ఖరీదైన సప్లిమెంట్ అవసరం లేదు. వాటికి వంటగది వాతావరణంలో చవకైన మార్పు అవసరం. పీరియడ్స్ సమయంలో అధిక రక్తస్రావం లేదా పూర్తిగా లేకపోవడం వల్ల ఇబ్బందిపడే మహిళలకు తరచుగా ఐరన్ మాత్రలు సూచించబడతాయి. కానీ చాలా మంది మహిళలు అది కలిగించే జీర్ణ సమస్యలను సప్లిమెంట్‌గా తీసుకోలేకపోతున్నారు. కేవలం ఇనుప కడాయిలో వంట చేయడానికి మారడం ఈ సమస్యను పరిష్కరిస్తుంది. & లెవల్స్‌తో ఇబ్బంది పడుతున్న మరియు కేవలం 9 వద్ద మెయింటైన్ చేయగలిగే నా క్లయింట్లలో చాలామంది ఇనుప కడాయిలు మరియు తవాన్‌కి మారిన తర్వాత అది 12కి చేరుకుంటుంది. మీరు దానిపై మీ భక్రీలు, చిల్లాలు, దోసలు తయారు చేయవచ్చు లేదా మీ దాల్స్ మరియు సబ్జీలను ఉడికించవచ్చు. ప్రపంచంలో నేను ఎందుకు చేశానో కొన్నిసార్లు నేను ఆశ్చర్యపోతున్నాను. మేము అల్యూమినియం, ప్లాస్టిక్,

నాన్ స్టిక్ కోసం మా లోఖండ్, పిటల్ మరియు టంబా వ్యాపారం చేస్తాము.

- వంట – ఇది మన గతంతో ముడిపడి మన భవిష్యత్తుకు తీసుకెళ్లే వివేకం లేని వివేకం. హోమో సేపియన్స్‌గా మనం సాధించిన చాలా పురోగతికి మేము ఒక జాతిగా మన ఆధిపత్యాన్ని పెంచదానికి ఆహారాన్ని వండినందుకు మరియు మన శరీరానికి మరియు మెదడుకు మరింత పోషకాలను అందుబాటులోకి తెచ్చాం. వంట అయితే తక్కువగా అంచనా వేయబడింది మరియు ఇక్కడే లింగ పక్షపాతం అమలులోకి వస్తుంది. వంటశాలలు ఎక్కువగా మహిళలకు కంచుకోటగా ఉన్నాయి మరియు మహిళలపై తీవ్ర దురభిమానాల కారణంగా అక్కడ జరిగే కార్యకలాపాలు తక్కువ అంచనా వేయబడ్డాయి. కానీ వంట (లేదా మహిళలు) గురించి తక్కువ ఏమీ లేదు. భోజనం వండడానికి ప్రశాంతమైన, సేకరించిన మరియు సృజనాత్మక మెదడు అవసరం. ఆపై న్యూ ఇండియా ఆకాంక్షించాల్సిన ఒక విషయం ఏమిటంటే, వంట చేయగలిగే అబ్బాయిలు – వారి జీవిత భాగస్వాములకు మామూలుగా వేడి భోజనం వండి మరియు దాని గురించి గర్వపడండి. స్కూల్స్ మరియు కాలేజీలలో నేను ఇచ్చే ప్రతి ప్రసంగంలో, నేను అమ్మాయిలకు దాల్–చావల్ వండగల అబ్బాయిలతో మాత్రమే డేటింగ్ చేయాలని చెబుతాను. మీరు నన్ను అడిగితే, లింగ సమాన సమాజం

తరచుగా అడిగే ప్రశ్నలు

ప్ర. నేను విదేశాలలో నివసిస్తాను మరియు ఎక్కువగా వారానికి ఒకసారి వంట చేస్తాను. ఆపై మిగిలిన వారంలో తినండి. సూక్ష్మంగా లేకపోతే ఏంటి?

జ. మీరు తినాలనుకుంటున్న భాగాన్ని ఒక చిన్న పాత్రలో తీసుకురండి (మీ తదుపరి భారత పర్యటనలో కొంత కొనండి) ఆపై మీ గ్యాస్ స్టవ్ మీద నెమ్మదిగా వేడి చేయండి. ఇది మైక్రోవేవ్ కంటే ఒక నిమిషం లేదా రెండు ఎక్కువ సమయం పట్టవచ్చు కానీ పోషకాలు మరియు రుచిని కలిగి ఉండటం ఇబ్బందికి తగినది. మీరు సాధారణ స్టవ్‌పై వేడి చేయలేకపోతే మరియు మైక్రోవేవ్ మాత్రమే ఎంపిక అయితే, సిరామిక్ లేదా గ్లాస్ బౌల్ ఉపయోగించండి మరియు ప్లాస్టిక్‌ను నివారించండి. సరైన దిశలో ప్రతి అడుగు లెక్కించబడుతుంది. మరియు మీరు అనుసరించినప్పుడు మార్గదర్శకాలు, మీరు కొంతవ్యవధిలో, శక్తిని కనుగొంటారు వారంలో కనీసం ఒక్కసారైనా ఉడికించాలి.

ప్ర.	నేను ఇనుక కఢైలో ఆకుపచ్చ సబ్జీలు చేసినప్పుడు, అవి నల్లగా కనిపిస్తాయి. ఏవైనా ఆలోచనలు ఉన్నాయేమో చెయ్యవలసిన?

జ.	సబ్జీని మాక్ చేసి, వెంటనే దానిని గాజు లేదా సిరామిక్ లేదా మట్టి గిన్నెలోకి బదిలీ చేయండి. ముదురు రంగు ఇనుము యొక్క జోడింపు మాత్రమే. ఇది చెడ్డ విషయం కాదు కానీ వంట చేసిన వెంటనే దానిని మరొక పాత్రలో ఉంచడం వలన దాని సౌందర్యాన్ని కూడా ఉంచవచ్చు.

ప్ర.	ఇమ్లి లేదా నింటూ లేదా కోకుమ్ వంటి ఖట్టా విషయాల గురించి ఏమిటి. ఇనుప కఢైలో? ఇనుప కఢాయిని ఉపయోగించవద్దు అని నా డాడీ చెప్పాడు ఆ కేసు?

జ.	ఆమె చెప్పింది నిజమే. ఒకవేళ మీరు కూర లేదా పప్పులో ఏదైనా పుల్లని చేర్చుతున్నట్లయితే లేదా మీరు కడి (మజ్జిగ మొదలైనవి) ఉపయోగిస్తున్నప్పటికి, మీరు కలై (టిన్నింగ్) లేదా స్టీల్ కా బర్తన్‌తో పిటల్ కా పాత్రను ఉపయోగించవచ్చు. ఒక రాగి అడుగు. ఇనుప కర్చీని ఉపయోగించడాన్ని పరిగణించండి, అది మీ అమ్మమ్మ పద్ధతి కాదై సాధ్యం కానప్పుడు ఇనుము జోడించే పద్ధతి. డిష్ సిద్ధమైన తర్వాత మీరరు లాడిల్‌ను ముంచాలి, కాసేపు అలాగే ఉంచి, ఆపై తీసివేయండి.

ప్ర.	ప్లాస్టిక్ లేదు కానీ పప్పులు మరియు ధాన్యాలను నిల్వ చేయడానికి పెట్టెలు మరియు సీసాలు లేదా హై గ్రేడ్ ప్లాస్టిక్ గురించి ఏమిటి?

జ	మీరు ఇప్పుడు టిఫిన్ బాక్స్‌లు మరియు వాటర్ బాటిల్లను స్టీల్‌లోనే కాకుండా మట్టి పాత్రలు, కంసా మరియు వంటి వాటిలో కూడా పొందుతారు. నిల్వతో అదే. మీరు కాయధాన్యాలు నిల్వచేయడానికి గాజు పాత్రలను కూడా ఉపయోగించవచ్చు. వీలైనంత వరకు ప్లాస్టిక్‌ను నివారించాలనే ఆలోచన ఉంది. పండ్లతో కూడా, మీరు వాటిని తెరిచినప్పుడు, వాటిని ఇంట్లో అందరికీ పంచుకోవడం ద్వారా వాటిని పూర్తి చేయడానికి ప్రయత్నించండి. ప్రారంభించడానికి చిన్న పరిమాణంలో పండ్లు మరియు కూరగాయలను కొనండి మరియు వాటిని ప్లాస్టిక్ ర్యాప్ చేయవద్దు. మీరు సగం కట్ చేసిన పండ్లను ఫ్రిజ్‌లో ఉంచాలనుకుంటే వాటిని ఒక చిన్న కాటోరిలో ఉంచి మూతతో కప్పండి.

వారం 12

మార్గదర్శకం

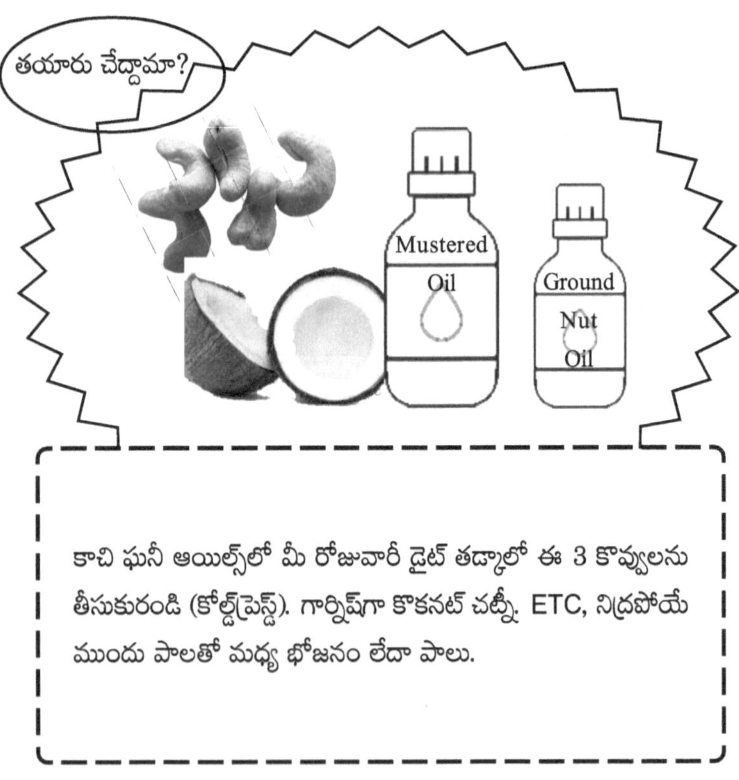

కాచి ఘనీ ఆయిల్స్‌లో మీ రోజువారీ డైట్ తద్కాలో ఈ 3 కొవ్వులను తీసుకురండి (కోల్డ్‌(పెస్డ్). గార్నిష్‌గా కోకనట్ చట్నీ. ETC, నిద్రపోయే ముందు పాలతో మధ్య భోజనం లేదా పాలు.

మార్గదర్శకం

మీ రోజువారీ ఆహారంలో ఈ మూడు కొవ్వులను తిరిగి తీసుకురండి.

1. కచ్చి ఘని (చల్లగా నొక్కిన లేదా ఫిల్టర్ చేయబడిన) నూనెలలో తడ్కా

2. కొబ్బరిని అలంకరించడం, చట్నీ మొదలైనవి

3. జీడిపప్పును మధ్యాహ్న భోజనంగా లేదా పాలతో కలిపి పడుకునే ముందు

గమనికలు

కాబట్టి, అధికారికంగా, చివరి మార్గదర్శకం కానీ ఆప్ కే ఖనే మే స్వాద్ హమేషా రహేగా ప్యార్ అప్నా హమేషా కే లియే రహేగా మరియు ఆహారంలో సంతృప్తి, సంతృప్తి మరియు నిలకడతో పాటు మీ ఆహారానికి రుచిని జోడించే కొవ్వు ఇది.

❖ **కచ్చి ఘనీ నూనెలలో తద్క**

ఉత్తర మరియు ఈశాన్య భారతదేశం కోసం మీ ప్రాంతానికి చెందిన ఆవాలు, మధ్య మరియు పశ్చిమ మరియు వేరుశనగ కోసం వేరుశనగ మరియు టిల్ ఉ పయోగించండి. మా స్థానిక వంటకాలు మన నూనెలలోని కొవ్వు ఆమ్లం మరియు పోషక కూర్పుకు చక్కగా ట్యూన్ చేయబడ్డాయి మరియు మనం పిల్లిని ఉత్తమంగా తయారు చేయడానికి, మనం వాటిని పూర్తిగా అనుసరించాలి. శుద్ధి చేసిన కూరగాయల నూనెలు (బియ్యం, ఊక, కుసుమ, పొద్దు తిరుగుడు, సోయా, కనోలా, మొదలైనవి) ద్వారా 'గుండె ఆరోగ్యకరమైన' లేదా ఇతర వాగ్దానాల జోలికి వెళ్లడం లేదు. చమురు రహిత లేదా కొవ్వు రహితమైన అన్ని ధరలకు దూరంగా ఉండండి మరియు కచ్చి ఘనీ ఎందుకంటే అప్పుడు చమురు తక్కువ ఉష్ణోగ్రత వద్ద సేకరించ బడుతుంది మరియు అందువల్ల కొవ్వు ఆమ్లాలు, విటమిన్లు మరియు ఇతర పోషకాలు చెక్కుచెదరకుండా ఉంటాయి. ఉన్న వ్యక్తులకు చాలా ముఖ్యం మధుమేహం సంప్రదాయ నూనెలను కలిగి ఉంటుంది.

❖ **కొబ్బరిని అలంకరించడం, చట్నీ, మొదలైనవి**

గట్ ఆరోగ్యానికి మద్దతు ఇవ్వడం నుండి మీ నరాలను శాంతపరచడంలో సహాయపడటం వరకు జీర్ణక్రియను ఉపశమనం చేయడం వరకు, కొబ్బరి చేయలేని పని లేదు. ఇది యాంటీ బాక్టీరియల్, యాంటీవైరల్ అనే వాస్తవం అదనపు బోనస్. మీరు ప్రతి వేసవిలో UTI పొందే రకం అయితే, కొబ్బరిని మర్చిపోకండి. కాబట్టి మీ ఆహారాన్ని దానితో అలంకరించండి, దానిని లడ్డాలు మరియు బార్ఫీలుగా మార్చండి, దాని నుండి చట్నీలను తయారు చేయండి, కొబ్బరి మలై మరియు పొడి కొబ్బరిని కూడా బెల్లం లేదా వేరుశనగతో తినండి.

❖ **జీడిపప్పును మధ్యాహ్న భోజనంగా లేదా నిద్రపోయే ముందు పాలతో కలిపి మంచి**

కొవ్వు కాకుండా, ఖనిజాలు, అమైనో ఆమ్లాలు మరియు విటమిన్లు సమృద్ధిగా ఉ ంటాయి. అమైనో ఆమ్లాలు సహజమైన సెరోటోనిన్ ఉత్పత్తికి ఇతర విషయాలతో

పాటు సహాయపడతాయి. మరుసటి రోజు స్థిరమైన, సంతోషకరమైన మానసిక స్థితి మాత్రమే స్లీపింగ్ పిల్. మెగ్నీషియం నరాలను విశ్రాంతి తీసుకోవడానికి సహాయపడుతుంది. దీని ట్రిప్టోఫాన్ (ఒక అమైనో ఆమ్లం) మరియు విటమిన్ బి కలయిక కాజును సహజమైన యాంటీడిప్రెసెంట్‌గా మార్చడంలో సహాయ పడుతుంది. ఇది వేసవి గింజ మరియు మీరు జీడి పండ్లను కూడా తినవచ్చు. (విటమిన్ సి అధికంగా అధికంగా ఉంటుంది). (నా పుస్తకంలో మరిన్ని వివరాలు ఇండియన్ సూపర్ ఫుడ్స్.)

జీడిపప్పుపై నేను నొక్కి చెప్పడానికి కారణం, వాటి చుట్టూ ఉన్న తప్పుడు సమాచారం కారణంగా అవి నిరుపయోగంగా ఉండడమే. వారు బాదం లేదా వాల్‌నట్‌ల వలె ఆరోగ్యంగా ఉంటారు, కాకపోతే చాలా ఎక్కువ, కానీ వారికి మద్దతు ఇచ్చే పరిశ్రమ సంఘం లేదు.

ఎందుకు?

శరీరం మరియు మెదడు పనితీరు రెండింటికీ అవసరమైన కొవ్వు అవసరం. మా ఆదేశంలో తగినంత కొవ్వు లేకుండా.

- మన ఆహారం నుండి విటమిన్ ఖనిజాలు మరియు ఇతర అవసరమైన పోషకాల వంటి విటమిన్లను మనం గ్రహించలేము.

- మేము సరైన హార్మోన్లను ఉత్పత్తి చేయము మరియు బలహీనమైన కీళ్ళ మరియు నరాలతో బాధపడవచ్చు. కొవ్వు పోషించే ఈ పాత్ర పిల్లలకు ముఖ్యంగా కీలకం.

- బ్లడ్ షుగర్ నియంత్రించబడదు మరియు భోజనం తర్వాత స్వీట్స్ కోసం కోరికలు ఉంటాయి.

- ఆహారం నుండి పోషణ లేకపోవడం వల్ల చర్మం అకాలంగా వృద్ధాప్యం చెందుతుంది.

తరచుగా అడిగే ప్రశ్నలు

ప్ర. డయాబెటిస్ ఉన్నవారికి సాంప్రదాయ నూనెలు మరియు నెయ్యిలో వంట ఎలా ఉపయోగపడుతుంది?

జ. సాంప్రదాయ నూనెలలో వంట చేయడం అనేది మీరు మరింత సాంప్రదాయక మరియు సమయం పరీక్షించిన భోజనం తినే మార్కర్. డయాబెటిస్‌తో ప్రధాన సవాలు అనియంత్రిత రక్తంలో చక్కెర అని అందరికీ తెలుసు. భోజనం చాట్ నెయ్యి మరియు నూనెలలో సరిపోతుంది, కేలరీలు లేదా అవసరమైన కొవ్వు ఆమ్లాలు సిగ్గుపడవు. గ్లైసెమిక్ సూచిక తక్కువగా ఉంటుంది మరియు రక్తంలో చక్కెరపై ప్రయోజనకరమైన ప్రభావాన్ని చూపుతుంది. అవి కొవ్వు తగ్గడానికి మరియు చర్మ వర్ణద్రవ్యాన్ని నిరోధించడానికి కూడా సహాయపడతాయి.

ప్ర. ఉత్తర భారతదేశానికి చెందినది, కానీ సౌత్‌లో ఉండటం లేదా దీనికి విరుద్ధంగా ఏ నూనె వాడాలి?

జ. మీరు వంట చేస్తున్న దానిపై ఆధారపడి ఉంటుంది. మీరు ప్రాంతీయ వంటకాన్ని వండుతుంటే, ప్రాంతీయ ఒల్ ఉపయోగించండి మరియు మీరు సాంప్రదాయక వంటకాన్ని తయారు చేస్తుంటే, మీరు తినడం వల్ల పెరిగినదాన్ని ఉపయోగించండి.

ప్ర. నేను భారతదేశం వెలుపల నివసిస్తున్నాను, నా ఎంపికలు ఏమిటి?

జ. ముందుగా, మీ హెల్త్ ఫుడ్ స్టోర్స్ ఇప్పుడు నెయ్యి లేదా స్పష్టమైన వెన్నతో నిండి ఉన్నాయి మరియు నిజంగా, విదేశాలలో ఉన్న భారతీయులు ఎంపిక కోసం చెడిపోయారు. కాబట్టి మీరు చల్లగా నొక్కిన వేరుశనగ నూనె, నువ్వుల నూనె (చలికాలం కఠినంగా ఉన్నప్పుడు), కొబ్బరి నూనె, ఆవనూనె, మీరు భారతదేశంలోని ఏ ప్రాంతానికి చెందినవారో ఆధారంగా ఎంచుకోవచ్చు.

ప్ర. అధిక బీపీ రోగులకు జీడిపప్పు ఓకేనా?

జ. అవును, ఇది రక్తాన్ని విస్తరించడానికి సహాయపడే ఖనిజాలతో సమృద్ధిగా ఉంటుంది. నాళాలు, ప్రసరణను సులభతరం చేస్తాయి మరియు బిపి మరింత స్థిరంగా ఉంటుంది. అవును, ఇందులో జీరో కొలెస్ట్రాల్ ఉంది.

తినే నూనె

అన్ని ప్యాక్ చేయబడిన మరియు ప్రాసెస్ చేసిన ఆహారాలలో ఈ పదార్థం ఉంటుంది. ఇది ఎల్లప్పుడూ పామాయిల్ నుండి వస్తుంది. పామాయిల్ పరిశ్రమ బయోడైవర్స్ అడవులలో పెద్ద అటవీ నిర్మూలనకు దారితీసింది, అయితే ధరలు తక్కువగా ఉండటం మరియు చమురు యొక్క బహుముఖ ప్రజ్ఞ కారణంగా, ఇది అభివృద్ధి చెందుతూనే ఉంది. మీరు దాదాపు అన్నింటిలోనూ కనుగొంటారు – పిజ్జాలు, లిప్‌స్టిక్‌లు, చాక్లెట్‌లు, షాంపూలు మొదలైనవి. ఇది ఒరంగుటాన్ మరియు సుమత్రాన్ ఖడ్గమృగం వంటి అంతరించిపోతున్న జాతులను మరింత ప్రమాదంలో పడేసింది. ఇటీవల ఒక అవగాహన ప్రచారం నా బెడ్‌రూమ్‌లో ఒరంగుటాన్ ఉంది మరియు ఏమి చేయాలో నాకు తెలియదు అని ఐస్‌ల్యాండ్ నిషేధించింది. ఇది అవగాహన కల్పించడం లక్ష్యంగా పెట్టుకుంది. పామాయిల్ ఉత్పత్తి ఇప్పటికే అంతరించిపోయే ప్రమాదం ఉన్న జంతువుల ఆవాసాలను ఎలా తగ్గిస్తోంది. విషయం ఏమిటంటే, మన స్థానిక ఉత్పత్తుల నుండి చౌకైన లేదా ఆరోగ్యకరమైన ప్రత్యామ్నాయాల కోసం మనం ఎంత దూరం వెళితే, మనది కాని వాటిని మనం ఎక్కువగా తింటాము. రోజు చివరిలో మన ఆరోగ్యం ఖడ్గమృగాలు, తేనెటీగలు, ఏనుగులు, పాములు మొదలైన వాటితో ముడిపడి ఉంది, ఆరోగ్యం పట్ల మనం తీసుకునే విధానం మనకే కాదు, ఖాట్‌మందులోని పశుపతి నాథ్‌కి కనిపించే అన్నింటికీ నిలకడగా ఉండాలి. తర్వాత, అంటే, ప్రతి జీవి కార్త్ మీద ఉంది. పొడవైన కథ, మీ పర్యావరణ మార్గాలలో పిల్ల మరియు కార్బ్, ప్రోటీన్ మరియు కొవ్వు యొక్క ఆహార పరిశ్రమ కథనాన్ని మించి చూడండి.

అంతే, ప్రజలారా,

12 వారాలకు పైగా,

12 మార్గదర్శకాలు పూర్తయ్యాయి.

అధ్యాయము 4

శాశ్వతంగా ఎలా చేరుకోవాలి : 12 దశలు

ఈనాటి డైట్ రేజ్ రేపటి చెత్తగా ఉంటుందని గుర్తుంచుకోండి మరియు డైట్లో ఉండటానికి ఉత్తమమైన మార్గం ఎన్నటికీ రాదు. ప్రేమలో ఉండటానికి ఉత్తమ మార్గం ఎన్నడూ వివాహం చేసుకోకూడదని వారు ఎలా చెబుతున్నారో అదే; ఎందుకంటే పాత్రలు తరచుగా మీ కోసం మాత్రమే కాకుండా మీ భాగస్వామికి కూడా పరిమితం అవుతాయి, మిమ్మల్ని మీరు లేని వాటికి తగ్గించడం, మీకు ఒక నిర్దిష్టమైన పనిని అప్పగించడం, ఆపై 'నేను' లేదా 'నేను' కోసం వెతకడం అనేది మనందరికి తెలిసిన దశకు దారితీస్తుంది నాకోసం ఏదైనా చేయాల్సిన అవసరం ఉంది, మధ్యంతర జీవిత సంక్షోభం.

ఆహారాన్ని దాని కోసం చూడాలి, దీవెన. మరియు దీవెనలు కార్బోహైడ్రేట్, ప్రోటీన్ మరియు కొవ్వు యొక్క విభాగాలు మరియు నిష్పత్తులలో కాకుండా, దాని యొక్క అన్ని వైభవాలలో ఆమోదించబడాలి. తప్పుడు వైఖరి శాపంగా అతిపెద్ద ఆశీర్వాదాలను తగ్గించగలదు. ఆహారం లేదా అన్నా స్వీయ–ఆవిష్కరణ మార్గానికి దారితీస్తుంది, జీవిత రహస్యాలను విప్పుతుంది మరియు అన్ని అనుబంధాలు మరియు భయం నుండి మిమ్మల్ని విముక్తి చేస్తుంది. ఒకటి, మరేమీ కాకపోతే, మీరు మీ శరీరాన్ని ఒక సిస్టెమ్లోకి సరిపోయేలా బలవంతం చేయకుండా ఉంటారు.

పరిమాణం. మీ జీవితాన్ని విస్తరించుకోవడానికి మరియు మీ పరిమాణాన్ని తగ్గించడానికి మీకు స్వేచ్ఛ ఉన్నది. ఆహారమంతా దాని మహిమలో మీరు నిజంగా అర్థం చేసుకోవడం ప్రారంభించినప్పుడు, ఈ శరీరం మరియు జీవితకాలం దాటి శాశ్వతంగా ప్రయాణం ప్రారంభమవుతుంది.

కానీ జ్ఞానంతో పాటు, ఫిట్‌నెస్ ప్రాజెక్ట్‌ను 12 లెర్నింగ్‌లు లేదా స్టెప్స్‌గా సంగ్రహించాల్సి వస్తే, ఇప్పటి నుండి ఎప్పటికీ ప్రయాణం చేయడానికి మిమ్మల్ని అనుమతించేది, నేను చెప్పేది ఇదే :

- ఆహారం అంటే పోషణ, భద్రత మరియు పెరిగే అవకాశం
- స్థానిక ఆహారాన్ని పెంచండి మరియు పోషించండి
- స్థానిక ఆహారం వాతావరణాన్ని తట్టుకుంటుంది
- బరువు తగ్గడం కంటే స్థితిస్థాపకత చాలా ముఖ్యం
- శక్తి మరియు ఉత్సాహం కోల్పోవడం చెల్లించాల్సిన పెద్ద ధర సన్నగా ఉండటం
- స్నానం విజయానికి ఖచ్చితంగా మార్గం కాదు
- విజయం ప్రతి పరిమాణంలోనూ వస్తుంది
- చాలా ముఖ్యమైన వ్యక్తులకు పరిమాణం పట్టింపు లేదు
- చాలా మంది వ్యక్తులు జీవితకాలమంతా వాటిని వెంబడిస్తూ ఉంటారు వారు మొదట కూడా కోరుకోలేదు.
- వద్ద బలం, స్టామినా, సాగదీయడం మరియు స్థిరత్వాన్ని ఉంచండి మీ వ్యాయామ దినచర్యలో ప్రధానమైనది, కేలరీలు కాదు
- కలరీలు చనిపోయాయి, ఎకనామిస్ట్ ప్రకటించారు

ఆర్థికవేత్తలు, పర్యావరణ శాస్త్రవేత్తలు మరియు వ్యవసాయవేత్తలు (మరియు రైతులు, గిరిజనులు, డాడీలు మరియు నానీలు) చాలా మంది డైటీ వైద్యులు మరియు శిక్షకులు కంటే ఆహారం మరియు శ్రేయస్సు గురించి మరింత తెలుసు.

చివరకు క్లిచ్, కానీ సంబంధిత వీడ్కోలు లైన్ – వెయ్యి మైళ్ల ప్రయాణం కేవలం ఒక అడుగుతో మొదలవుతుంది. కాబట్టి మీరు కొన్ని వారాలలో తప్పిపోయినప్పటికీ, ఆ ఒక్క అడుగుతో ప్రారంభించండి, మీకు అవసరమైనన్ని సార్లు. మరియు మీరు ఎంత దూరం వచ్చారో ఎల్లప్పుడూ గుర్తించండి. మరియు ముందుకు ప్రయాణం గురించి చింతించకండి, ఇది మంచి మార్గం. తల దించుకుని నడవండి. ఆనందం, ఆరోగ్యం మరియు ఫిట్‌నెస్ మార్గంలో నడవండి. ఒక సమయంలో ఒక అడుగు.

అధ్యాయము 5

12 వారాల ఫిట్‌నెస్ ప్రాజెక్ట్ 2020:
మీరు అసలు ప్లాన్‌లో ప్రావీణ్యం పొందిన తర్వాత అనుసరించాల్సిన బోనస్ మార్గదర్శకాలు

చాల కాలంగా మనం మన ప్రాచీన పద్ధతులను దెయ్యంగా మార్చాము లేదా డబ్బు ఆర్జించాము. నెయ్యి మరియు పసుపు నెయ్యి నుండి నిషేధించబడినప్పటి నుండి ఇప్పుడు నెయ్యి ఒక షాట్ కాఫీతో సహ అన్నింటిలో ఉండటం నా దృష్టికి వచ్చిన రెండు ఉదాహరణలు. సబ్జీలు మరియు తడ్కాలు నిషేధించబడినప్పటి నుండి, ఉడికించిన కూరగాయలతో పసుపు మాత్రలు వేయడం వరకు. మీరు ఇక్కడ నమూనాను చూశారా? ముందుగా మనం చేస్తున్నది తప్పు, అశాస్త్రీయమైనది, ప్రమాదకరమైనది అని చెప్పండి మరియు తరువాత అదే పద్ధతిలో మాత్రలు, పానీయాలు మరియు ప్రోగ్రామ్‌లను రూపొందించడానికి మా పద్ధతులను క్రమపద్ధతిలో కూల్చివేయండి. ముఖ్యంగా, గృహ ఉద్యోగులు, సహకార సంఘాలు, రైతులు మరియు మా వంటశాలల యొక్క విభిన్న, చిన్న – స్థాయి పని నుండి కొంతమంది పెద్ద ఆటగాళ్లు నియంత్రణను తీసుకుంటున్నారు.

కాబట్టి వచ్చే 12 వారాల పాటు ప్రతి వారం నేను పరిచయం చేస్తాను, లేదు, తిరిగి పరిచయం చేస్తాను, మా టైమ్‌లెస్ ప్రాక్టీస్‌లలో ఒకదాన్ని మరియు దానిని మన ప్రస్తుత జీవితాలకు ఎలా మలచుకోవాలో చెబుతాను. వినడానికి బాగుంది?

గమనిక

ఈ మార్గదర్శకాలు మీరు చదివిన అసలు 12 మార్గదర్శకాలపై ఆధారపడి ఉంటాయి. ప్రతివారం ఒక గైడ్‌లైన్‌ను జోడిస్తూ, వాటిని కూడా సంపూర్ణంగా అనుసరించాలి. మీరు ప్రతి వారం 2018 ఫిట్‌నెస్ ప్రాజెక్ట్ మరియు 2020 ఫిట్‌నెస్ ప్రాజెక్ట్ నుండి ఒక్కొక్క మార్గదర్శకాన్ని అనుసరించడానికి కూడా ఎంచుకోవచ్చు. 2018 మరియు 2020 మార్గదర్శకాలను కలిపే వారపు క్యాలెండర్ ఇక్కడ ఉంది.

12 వారాల ఫిట్‌నెస్ ప్రాజెక్ట్ మార్గదర్శకాల కోసం వీక్లీ క్యాలెండర్

	2018 నుండి మార్గదర్శకాలు	**2020 నుండి మార్గదర్శకాలు**
వారం 1	మీ రోజును అరటిపండు/తాజా పండ్లు/నానబెట్టినబాదం/నానబెట్టిన ఎండుద్రాక్షతో ప్రారంభించండి.	+ మీ రోజువారీ జీవితంలో ఉసిరిని చేర్చండి.
వారం 2	1+ వారాలు మీ అన్ని ప్రధాన భోజనాలతో నెయ్యిని కలిగి ఉండండి.	+ ప్రతిరోజూ త్వరలో (పొడి అల్లం పొడి) చేర్చండి.
వారం 3	1 – 2 రోజులు	+ ప్రతిరోజూ కనీసం ఒక పూట అయిన పిల్లి కోసం సుఖాసనంలో కూర్చోండి.
వారం 4	4–6 గంటల మధ్య భోజనం	ప్రతిరోజూ మధ్య భోజనం
వారం 5	వారాలు 1–4 + మరింత తరలించండి. కూర్చోండి తక్కువ	+ మధ్యాహ్న భోజనం తర్వాత కొద్దిసేపు నిద్రపోండి.
వారం 6	1–5 వారాలు+బలం చేయండి కనీసం వారానికి ఒకసారి శిక్షణ	+ప్రతిరోజూ రాత్రిపడుకునే ముందు ఒక గ్లాసు హల్దీ పాలు తాగండి.
వారం 7	1–6 వారాలు+విందు కోసం పప్పు బియ్యం తీసుకోండి.	+ ప్రతిరోజూ ఇంట్లో వేడివేడి అల్పాహారం తీసుకోండి.
వారం 8	1–7 వారాలు +ఎంత తినాలో నిర్ణయించడానికి మానసిక భోజన పటాన్ని ఉపయోగించండి.	+ ధాన్యాల కోసం 3:2:1 నిష్పత్తిని అనుసరించండి: దాల్/నట్టీ/ఊరగాయ/సలాడ్/పెరుగు.

వారం 9	ప్రతిరోజూ 1-8 ని+ సూర్య నమస్కారం (ప్రాక్టీస్ చేయండి	+ సుప్తపాదంగుష్ఠాసన సాధన చేయండి. నొప్పులు మరియు కోలుకోవడానికి.
వారం 10	వారాలు 1-9 + ఇంట్లో తయారు చేసుకోండి హైడ్రేటెడ్‌గా ఉండ టానికి షెర్బెట్‌లు.	+ ఇంట్లో ఊరగాయలు తయారు చేసి రోజూ తినండి.
వారం 11	వారాలు 1-10+3 వంటగది నియమాలు ప్లాస్టిక్ లేదు, మైక్రోవేవ్, ఇనుము కథ్థె వారాలు	+3 నిద్ర అలవాట్లు – నిద్రపోయే సమయం, గోరువెచ్చని నీటి స్నానం, అరికాళ్లపై నెయ్యి.
వారం 12	1-11+ కొవ్వులను తిరిగి తీసుకురండి – ఫిల్టర్ చేసిన నూనెలు, కొబ్బరి, జీడిపప్పు.	+మీలోని లోహాలను బయటకు తీయండి. వంటగది –ఇనుము, పిటా!, వెండి/కంసా.

వారం 1 మార్గదర్శకం : ఒక ఉసిరికాయ రోజుకి జలుబు, దగ్గు మరియు ఫ్లూని దూరంగా ఉంచుతుంది.

దేశీయ పండు, ఆమ్లా భారతదేశంలోని అన్ని ప్రాంతాలలో చికిత్సా పండ్లుగా ఉపయోగించబడే సుదీర్ఘ సంప్రదాయాన్ని కలిగి ఉంది. భారతీయ గృహాలు మరియు మా డాడీలు, నానీలు, అప్పాలు, అమ్మలు ఎల్లప్పుడూ ఆమ్లా యొక్క ప్రయోజనాల గురించి తెలుసు, అప్పుడు ఆధునిక భారతదేశంలో అది ఎందుకు ఆదరణ కోల్పోయింది? ఆరెంజ్ జ్యూస్ మేకర్స్ లేదా కివి అమ్మకందారుల వంటి రైతు బిల్‌బోర్డ్‌లను కొనలేకపోవడం లేదా టీవీ షోలను స్పాన్సర్ చేయడం ఒక కారణం. మరియు మీ అమ్మమ్మ యాసతో మాట్లాడదు లేదా అన్యదేశ లోకేల్ నుండి దాని ప్రయోజనాల గురించి మీకు చెప్పదు. డబ్బును అనుసరించండి మరియు మేము మా ఇంగితజ్ఞానం ఎక్కడ కోల్పోయామో మీరు గుర్తించవచ్చు.

కానీ దాన్ని పునరుద్ధరించాల్సిన సమయం వచ్చింది మరియు మీరు ప్రతిరోజూ ఉసిరిని ఇలా చేయవచ్చు:

- మొత్తం పండ్లవలె, కాల నామంతో (సీజన్‌లో ఉన్నప్పుడు)
- షెర్బెట్‌ల వలె, తాజాగా మరియు ఇంట్లో తయారు చేసినవి (సీజన్‌లో) మొరఫ్లా (మురబ్బా) లేదా ఉసిరి జామ్‌లు ఇంట్లో తయారు చేయబడతాయి మరియు అక్షరాలా యుగాలుగా నిల్వ చేయబడతాయి (పాతది మంచిది)

- ఆమ్లా ఆచార్ – భోజనం లేదా విందుతో తినండి
- చ్యవన్ ప్రాష్–ప్రధాన పదార్థం అమియాతో కలిగి ఉండవచ్చు. పాలు, నీరు లేదా అలాంటిది.
- ఉసిరి సుపారి ఎండబెట్టి, ఉప్పు కలిపిన ఉసిరిని మౌత్ ఫ్రెషనర్‌గా మరియు జీర్ణక్రియ మరియు యాంటాసిడ్‌గా ఉపయోగిస్తారు.

ఎందుకు?

- జలుబు, దగ్గు మరియు ఫ్లూని నివారిస్తుంది మరియు వాటి నుండి కోలుకోవడానికి కూడా సహాయపడుతుంది.
- మీరు కొవ్వును కాల్చడానికి మరియు సన్నని నడుమును ఆడటానికి సహాయపడుతుంది.
- ఇన్సులిన్ సున్నితత్వాన్ని మెరుగుపరుస్తుంది మరియు రక్తాన్ని నియంత్రించడంలో సహాయపడుతుంది చక్కెరలు.
- కొలెస్ట్రాల్ ఉత్పత్తిని నియంత్రిస్తాయి మరియు కార్డియో కలిగి ఉంటాయి. రక్షణ సామర్థ్యాలు
- విటమిన్ సి అని మీరు విన్న 20 సార్లు అందిస్తుంది నారింజ.
- కాబట్టి మీరు అలసిపోయినట్లయితే, నీరసంగా, చిరాకుగా ఉంటే, అది సహాయపడుతుంది. మిమ్మల్ని ప్రోత్సహించండి.
- ఇనుము సమీకరణకు సహ కారకంగా పనిచేస్తుంది. కాబట్టి మీరు Hb తక్కువగా ఉంటే, దీనిని కలిగి ఉండండి. మేల్కొలపడానికి కష్టమైన, యుక్తవయస్సులో ఉన్న, చెడు PMS లేదా ఎండోమెట్రియోసిస్ ఉన్న మీ అందరికీ ఇది ప్రత్యేకంగా ఉపయోగపడుతుంది.
- జుట్టు ముడతలు పడకుండా మరియు బూడిద రంగును నివారిస్తుంది (హెయిర్ డైగా కూడా ఉపయోగపడుతుంది)
- కంటి చూపును మెరుగుపరుస్తుంది, నోటి ఆరోగ్యాన్ని మెరుగుపరుస్తుంది మరియు గాయాలలను వేగంగా నయం చేయడంలో సహాయపడుతుంది.
- విటమిన్లు బి 2 మరియు బి 2 పుష్కలంగా ఉంటాయి, మీ పీరియడ్ యొక్క రెండవ రోజు మీకు భారీ ప్రవాహం ఉంటే మీకు సహాయపడుతుంది. కాబట్టి ప్రతిరోజూ ఆమ్లే మొత్తాదును గుర్తంచుకోండి.

తరచుగా అడిగే ప్రశ్నలు

ప్ర. **ఊరగాయ మరియు ఉసిరి మురబ్బా?**

జ. ఆమ్లా షెర్బెట్‌ను మధ్యాహ్న భోజనంగా లేదా ఎ అల్పాహారంతో త్రాగండి. మురంబా మరియు ఊరగాయ ప్రధాన భోజనంతో వెళ్తాయి, కాబట్టి అల్పాహారంలో పరాఠాతో, మధ్యాహ్న భోజనంలో భక్రి లేదా రొట్లో లేదా విందులో దాల్ –రైస్‌తో.

ప్ర. **మురబ్బా వల్ల ప్రయోజనం ఏమిటి?**

జ. అది మీ కుటుంబ సంప్రదాయాలపై ఆధారపడి ఉంటుంది. యాంటాసిడ్‌గా నిర్దిష్ట ఉపయోగం కోసం తయారు చేయబడినది చక్కెరతో తయారు చేయబడింది. అలాగే, మొరంబాలోని చక్కెర లేదా ఊరగాయలో ఉప్పును ఉపయోగిస్తారు ఆమ్లా యొక్క బయోయాక్టివ్ అణువుల సామర్థ్యాన్ని కాపాడండి.

ప్ర. **మనం నివసించే శీతాకాలం లేదు. మనం చెయ్యగలమా ఇంకా ఆమ్లా తీసుకుంటారా?**

జ. అవును, మీరు చేయవచ్చు. మొరంబా రూపంలో లేదా భోజనంతో ఊరగాయ లేదా ఆమా సుపారీగా కూడా.

ప్ర. **మేము భారతదేశానికి వెలుపల నివసిస్తున్నాము మరియు ఆమ్లా సులభంగా అందుబాటులో ఉండదు. మనం దానిని ఎలా పొందగలం?**

జ. మీరు దానిని చ్యవన్‌ప్రష్, మొరంబా, సుపారీ లేదా ఊరగాయగా తీసుకోవచ్చు.

ప్ర. **ఉసిరిని నివారించే ఎవరైనా ఉన్నారా?**

జ. అందరూ ఉసిరికాయ తినవచ్చు. నివారించాల్సిన ఏకైక విషయం మితిమీరినది. ఉదయం ఒక ఆమ్లా షాట్ లాగా లేదా అన్నింటికీ ఆమ్లా జోడించడం వల్ల ఇప్పుడు దాని చికిత్సా లక్షణాల గురించి మీకు తెలుసు. ఉసిరిని సాంప్రదాయ రూపంలో మీ జీవితంలో పునరుజ్జీవింపజేయడం మరియు తిరిగి ప్రవేశపెట్టడం ముఖ్యం మరియు దానిని అతిగా చేయకూడదు.

2వ వారం మార్గదర్శకం : మీ సమస్యలను ఉపశమనం చేయడానికి ప్రతి రోజూ త్వరలో చేయండి.

పసుపు వంటి మంచి మూలిక మరియు మసాలా ఏది కానీ లైమ్‌లైట్‌లో లేదు? మీ పప్పు, బియ్యం మరియు చాయ్‌ని ఏది రుచిగా చేసింది? మీ ఆకలి, బిపి మరియు రక్త చక్కెరలను కూడా నియంత్రించే నేపథ్యంలో నిశ్శబ్దంగా పనిచేసేది?

సరే, చుట్టూ చూడవద్దు, భాగర్భంలో చూడండి – నేను అల్లం గురించి మాట్లాడుతున్నాను. అయితే ఇది వాస్తవానికి మీ దృష్టిని అల్లం-స్టూట్ లేదా సాంత్ యొక్క ఎండిన రూపానికి తీసుకురావడమే. ఇది మీ నొప్పులు మరియు ఇబ్బందులను ఉపశమనం చేస్తుంది మరియు అదే సమయంలో మీ జీవితాన్ని మసాలా చేస్తుంది. మీ బాయ్ ఫ్రెండ్ ఉండాలని మీరు కోరుకున్నది అంతే కానీ, అతను కాదు; సమస్య లేదు, త్వరలో ఉంది.

ఎందుకు?

ఇది అనేక బయోయాక్టివ్ అణువులను కలిగి ఉంది, ఇవి అనేక పాత్రలను పోషిస్తాయి. ఇది :

- అధిక యాంటీఆక్సిడెంట్ విలువను కలిగి ఉంది
- ట్రిప్సిన్ మరియు లిపేస్ చర్యకు సహాయపడుతుంది (ఎంజైమ్‌లు అవసరం ప్రోటీన్ మరియు కొవ్వును విచ్ఛిన్నం చేయడానికి)
- అనాల్జెసిక్‌గా పనిచేస్తుంది, నొప్పిని తగ్గిస్తుంది.

అందుకే చలికాలంలో దీనికి గొప్ప విలువ ఉంటుంది. చాలా శీతాకాలపు రుచికరమైనవి భారీగా ఉంటాయి కాబట్టి వాటికి జీర్ణక్రియలో సహాయం కావాలి. చలికాలం కూడా కీళ్లలో, ముఖ్యంగా వృద్ధులలో నొప్పులు తెస్తుంది – త్వరలో దానికి సహాయపడుతుంది. చలికాలం అంటే చర్మం మరియు వెంట్రుకలు దెబ్బతినడం మరియు త్వరలో అది కూడా సహాయపడుతుంది.

ఎలా?

త్వరలో ఉపయోగించడానికి ప్రయత్నించిన మరియు పరీక్షించిన కొన్ని రూపాలు ఇక్కడ ఉన్నాయి. మీకు నచ్చిన విధంగా ఉపయోగించండి.

1. **మీ చాయ్‌కి జోడించండి** : మసాలా చాయ్ లాంటిది ఏదీ మీ హృదయంలో సహ మీ జీవితంలో విరిగిపోయిన వాటిని పరిష్కరించడానికి మరియు చాయ్ రుచిని మాత్రమే కాకుండా మీ ఆత్మలను కూడా ఉద్ధరించడానికి, ఒక ఒత్తిడి బస్టర్ పేరు పెట్టమని మీరు నన్ను అడిగితే, అది చక్కెర, పూర్తి కొవ్వు పాలు మరియు త్వరలో అన్ని మహిమలతో మసాలా చాయ్ అవుతుంది.

2. **దీనిని నెయ్యితో ఉపయోగించండి** : బెల్లం మరియు నెయ్యి మిశ్రమంతో మధ్యాహ్న భోజనాన్ని ముగించండి. మధ్యాహ్నపు తిరోగమనం లేదా మధ్యాహ్న భోజనం తర్వాత షుగర్ కోరికలు వస్తే ప్రత్యేకంగా ఉపయోగపడుతుంది. థైరాయిడ్ మాత్ర తీసుకునే వ్యక్తులకు ఉపయోగపడుతుంది.

3. **అద్దదియో, హల్దీ, త్వరలో మరియు అనే ఇతర పదార్థాలు** : ఉపయోగించిన గుజ్జు స్పెషాలిటీ, జుట్టు మరియు నిస్తేజంగా ఉండే చర్మాన్ని మెరుగుపరుస్తుంది. వ్యాయామంతో ప్రారంభించిన వారికి లేదా నొప్పికి దారితీసే తీవ్రమైన క్రీడలను ఆడే వారికి వ్యాయామం తర్వాత చిరుతిండిగా కూడా ఉపయోగపడుతుంది. మీ ప్రాంతానికి చెందిన సంస్కరణను ఉపయోగించండి.

4. **నిద్రవేళలో లేదా సాయంత్రం ఆలస్యంగా** : కొద్ది సేపట్లో ఒక గ్లాసు పాలలో కీసర్, ఒక టీస్పూన్ తాజాగా చూర్ణం చేసిన డ్రై ఫ్రూట్ పౌడర్, హల్దీ మరియు కొంత జాజికాయ. మీరు బాగా నిద్రపోవడమే కాకుండా, మీ ఎముకలు మరియు కీళ్లను బలోపేతం చేయడానికి సహాయపడుతుంది. కీళ్ల నొప్పులు ఉన్నవారికి మరియు మధుమేహం ఉన్నవారికి చాలా మంచిది.

5. **సమాన మొత్తంలో నెయ్యి, బెల్లం, తొందరగా మరియు హల్దీని కలపండి** : మరియు చిన్న గోరు-పరిమాణ బంతుల్లో రోల్ చేయండి. ఉన్న పిల్లలకు మంచిది రద్దీ, దగ్గ మరియు జలుబు.

6. **త్వరలో నెయ్యిలో కలిపి** : నిద్రపోయే ముందు మీ అరికాళ్లపై రుద్దండి. నిద్ర, జీర్ణక్రియ సమస్యలు మరియు పీడకలలను వదిలించుకోవడానికి కూడా మంచిది.

తరచుగా అడిగే ప్రశ్నలు

ప్ర. త్వరలో నేను తాజా అల్లం ఉపయోగించవచ్చా?

జ. అవును, అన్ని విధాలుగా, త్వరలో ఉపయోగించడానికి మార్గదర్శకం తాజా అల్లం వాడకానికి ప్రత్యామ్నాయం కాదు. చలికాలం ఉత్తమమైనది. శరీరం త్వరగా చికిత్సా

ప్రయోజనాలను ఆప్టిమైజ్ చేస్తుంది – రికవరీ నుండి యాంటీ ఏజింగ్ వరకు మరియు మెరుగైన జీర్ణక్రియ నుండి మీ భోజనాన్ని మసాలా చేయడం వరకు. చల్లగా లేని ప్రదేశాలు లేదా ఆస్ట్రేలియా వంటి వేసవి ఉన్న ప్రదేశాలలో, మీరు తాజా అల్లం తీసుకోవచ్చు.

ప్ర. మా బామ్మ శీతాకాలంలో కాఫీ తయారు చేసింది. కలిగి ఉండటం సరైందేనా?

జ. అవును, వాస్తవానికి, దక్షిణ భారతదేశంలోని ప్రసిద్ధ సుక్కు కాఫీ.

ప్ర. ప్రకృతిలో వేడిగా పరిగణించబడే మూలికలు?

జ. ప్రకృతిలో వేడిగా పరిగణించబడే మూలికలలో సూంట్ ఒకటి. దాని ప్రయోజనాలను ఆప్టిమైజ్ చేయడానికి, సమయం పరీక్షించిన ఉపయోగించడం ముఖ్యం – మసాలా చాయ్‌లో భాగంగా, లడ్డూ లేదా బార్‌ఫ్‌లో భాగంగా నెయ్యి మరియు బెల్లం లేదా దాల్‌లో తడ్కాగా కూడా ఉంటుంది. ఆరోగ్యకరమైన భోజనంలో భాగంగా మీరు తినేటప్పుడు, ఆమ్లత్వం ఉండదు. సాంప్రదాయేతర మార్గాల్లో ఉదయాన్నే వేడి నీటితో కలిపిన షాట్‌ల వంటి వాటిని మానుకోండి.

ప్ర. నేను త్వరలో పిల్లల పాలలో చేర్చవచ్చా?

జ. అవును, మీరు చిన్న మొత్తాలలో మరియు బెల్లం లేదా చక్కెరతో చేయవచ్చు. త్వరలో నల్ల మిరియాలు లాగా కొంచెం తీఖా రుచిని జోడిస్తుంది.

3వ వారం మార్గదర్శకం : ఎప్పుడూ సుఖాసనంలో కూర్చోవాలి.

ఆహారపు ముందుగా కూర్చోండి. ఇంతకు ముందు విన్నారా? ఎప్పుడైనా ఎవరైనా మీతో తీవ్రమైన లేదా జీవితాన్ని మార్చే ఏదైనా పంచుకోవాలనుకుంటే, మీరు మొదట కూర్చోమని అడుగుతారు. అందుకే ప్రార్థనలు/ధ్యానం కూర్చుని చేస్తారు. కాబట్టి వారం యొక్క మార్గదర్శకం : ప్రతిరోజూ కనీసం ఒక భోజనం కోసం క్రాస్ లెగ్డ్ భంగిమను అవలంబించండి.

12 వారాల ఫిట్‌నెస్ ప్రాజెక్ట్ యొక్క ప్రధాన ఇతివృత్తం మన వయస్సు – ఆరోగ్యం మరియు శ్రేయస్సు పద్ధతులను పునరుద్ధరించడం. చాలా సార్లు మనం ఒక సూపర్ ఫుడ్ తినడం లేదా ఒక వ్యాయామ కార్యక్రమాన్ని అనుసరించడం ద్వారా ఆరోగ్యం నిర్మించబడుతుందని భావిస్తున్నాము, కానీ అది చిన్నవిషయాలు, మేము ప్రతిరోజూ

కొంత కాలానికి కలిసిపోయి మంచి ఆరోగ్యానికి దారి తీస్తాము. ఇది మా పెద్దలు చేసింది. అలాంటి చిన్న కానీ రోజువారీ అభ్యాసం కూర్చుని పిల్ల.

ఎందుకు?

దీనివల్ల అనేక ప్రయోజనాలు ఉన్నాయి.

- మీ వెన్నెముక సమలేఖనం చేయబడి మరియు భుజాలు చతురస్రంగా ఉన్నందున మెరుగైన భంగిమను అనుమతిస్తుంది.

- తినే చర్యపై దృష్టి మరియు దృష్టిని మెరుగుపరుస్తుంది మరియు అతిగా తినడం నిరోధిస్తుంది.

- పొట్టకు మెరుగైన రక్త ప్రవాహం మరియు విటమిన్లు బి 12 మరియు డి వంటిసూక్ష్మపోషకాల మెరుగైన శోషణ శరీరాన్ని యవ్వనంగా మరియు మొబైల్‌గా ఉంచుతుంది, తక్కువ శరీరాన్ని నిలుపుకుంటుంది.

బలం మరియు స్థిరత్వం

కూర్చోవడమే కాకుండా, మీ చేతులలో తినండి. సాంప్రదాయకంగా, తినడం అనేది హావన్‌గా పరిగణించబడుతుంది. మీ కడుపులోని జీర్ణశక్తికి ఆహారాన్ని అందించడం. కాబట్టి తినడం మీ చేతులతో మరియు సమర్పణ హృదయపూర్వకంగా ఉండాలి. అలాగే, మీకు ఇప్పటికే తెలిసినట్లుగా, తినేటప్పుడు గాడ్జెట్లు లేవు.

కూర్చోగల సామర్థ్యం కూడా మన మొత్తం ఆరోగ్యం మరియు ఫిట్‌నెస్‌ని అంచనా వేస్తుంది. ఆరోగ్యం మునిగిపోతున్నప్పుడు, కూర్చోవడానికి (మరియు సాధారణంగా మొబైల్‌గా ఉండడం) మన సామర్థ్యం దెబ్బతింటుందని, మన జీర్ణక్రియపై ప్రభావం పడుతుందని, ఇది అధిక బరువుకు కారణమవుతుందని మనకు తెలుసు. అలాగే, రోజుకు కనీసం ఒక పూట భోజనం కోసం అడ్డంగా కూర్చోవడం ఆ విష చక్రాన్ని విచ్ఛిన్నం చేయడానికి మరియు మీ మొత్తం ఆరోగ్యం మరియు శ్రేయస్సును మెరుగుపరచడంలో సహాయపడుతుంది.

ఎలా?

మీరు ప్రస్తుతం నేలపై అడ్డంగా కూర్చోకపోతే వారపు ప్రణాళిక ఇక్కడ ఉంది. వారం 1 – మీ కాళ్లను కుర్చీపై దాటి కూర్చోండి

వారం 2 – ప్రతి ప్రత్యామ్నాయ రోజు, మీ కాళ్ల క్రాస్‌ని మార్చండి.

వారం 3 – ప్రతిరోజూ ఒకభోజనం కోసం నేలపై కూర్చోవడం ప్రారంభించండి

వారం 4 – ప్రతిరోజూ కూర్చోండి మరియు మీ క్రాస్‌ని మార్చండి కాళ్లు ప్రతి ప్రత్యామ్నాయ రోజు.

వారం 5 – ఒకభోజనం నుండి అన్ని ప్రధానభోజనంకోసం నేలపై కూర్చోవడంవరకు నిర్మించండి

గమనిక

మీరు రెండు కాళ్లు పైకి కుర్చీపై కూర్చోలేకపోతే, మీరు ఒకసారి కుర్చీపై ఒక లెగ్ అప్‌తో ప్రారంభించవచ్చు, నెమ్మదిగా రెండు కాళ్లకు పైకి లేపవచ్చు.

మనం కోల్పోయిన అనేక సాధారణ పనులు ఉన్నాయి, కానీ వాటిని తిరిగి తీసుకురావడం ఆలస్యం కాదు. స్క్వాటీ పాటీ యొక్క ఉదాహరణ తీసుకోండి. ఇది తప్పనిసరిగా కుండపై కూర్చోవడానికి మిమ్మల్ని అనుమతించే స్టూల్ మాత్రమే కానీ పూర్తి స్క్వాట్ భంగిమను అనుకరించడంలో పనిచేస్తుంది. కాబట్టి ఎవరైనా 'మీ చేతులతో భోజనం చేసి' బిజినెస్ మోడల్, యాప్ లేదా అప్లయన్స్‌గా మారడానికి ముందు, దానిని స్వీకరించి, ప్రాక్టీస్ చేయండి. ప్రయోజనాలు చాలా ఉన్నాయి.

PS : నిట్టిన్-రైజింగ్ టెస్ట్ (http://en.wikipedia.org/wiki/ సిట్టింగ్-రైజింగ్-టెస్ట్) ప్రయత్నించండి మరియు ఇప్పుడు మరియు 12 వారాల తర్వాత మీ స్కోర్‌ను చెక్ చేయండి.

4వ వారం మార్గదర్శకం : ప్రతిరోజూ మధ్య భోజనంగా హైపర్‌లోకల్ పండు తినండి.

1. హైపర్ లోకల్ పండును గుర్తించడానికి ఇక్కడ కొన్ని చిట్కాలు ఉన్నాయి.

- ఆంగ్లంలో పేరు లేదు లేదా మీరు సులభంగా గుర్తించలేని పేరు ఉంది.

- దాని చుట్టూ జానపదాలు, పాటలు మరియు పండుగలు ఉండవచ్చు.

- మీరు పెరుగుతున్నప్పుడు పాఠశాలల వెలుపల మరియు రైల్వేస్టేషన్‌లో విక్రయించబడింది.

2. తాజా పండ్లను తినడం, తాగకపోవడం, దాని రసం లేదా స్మూతీలు మొదలైన వాటి గురించి మార్గదర్శకం, ఆ విధంగా మనం అనేక పోషకాలను కోల్పోతాము.

3. ఈ తాజా పండ్లను తినడానికి ఘించి సమయం అల్పాహారం మరియు భోజనం మరియు రాత్రి భోజనం మధ్య భోజనం.

ఎందుకు?

ప్రపంచవ్యాప్తంగా అస్థిరమైన 2 బిలియన్ల మంది ప్రజలు సూక్ష్మపోషకాల లోపంతో బాధపడుతున్నారు మరియు వీటిని పరిష్కరించకపోతే అవి వైకల్యం, వ్యాధి మరియు కొన్ని సందర్భాల్లో మరణానికి కూడా దారితీస్తాయి. విటమిన్ డి మరియు బి 12, ఇనుము, విటమిన్ ఎ మరియు ఫోలిక్ యాసిడ్ లోపాలు చాలా సాధారణం మరియు మీరు వాటిని ఖచ్చితంగా మీ చుట్టూ చూసి ఉండాలి. న్యూట్రిషన్ సైన్స్ ఇప్పుడు సూక్ష్మపోషకాల లోపాలు మరియు మధుమేహం, బిపి మరియు పిసిఒడి వంటి అంటువ్యాధులు కాని వ్యాధుల మధ్య ఖచ్చితమైన సంబంధాన్ని గుర్తించింది. సాంకేతికంగా, దీనిని ఊబకాయం యొక్క పోషకాహారలోపం అంటారు. మరియు ఇది కేవలం NCD లు మాత్రమే కాదు, మీరు చుట్టూ చూసే అనేక ఇతర పరిస్థితులు – అలెర్జీలు, తక్కువ రోగనిరోధక శక్తి, IBS, సంతానోత్పత్తి కోల్పోవడం, వివరించలేని ఫ్లస్ మొదలైనవి – అన్నీ సూక్ష్మపోషకాల లోపాలతో ముడిపడి ఉన్నాయి.

కాబట్టి మీరు దాని గురించి ఏమి చేయవచ్చు? ఒకరికి, సమాధానం మాత్రలు, షాట్లు లేదా బలవర్ధకం కాదని తెలుసుకోండి, అది మామూలుగా వ్యాపారం మాత్రమే.

- అవి విటమిన్లు, ఖనిజాలు, ఫైబర్ మరియు థైరాయిడ్, ఇన్సులిన్, సెక్స్ హార్మోన్లు మొదలైన వాటికి సహ కారకాలు మరియు సిగ్నలింగ్ ఏజెంట్లుగా పనిచేసే బయోయాక్టివ్ సమ్మేళనాల హోస్ట్.

- అవి ప్రోబయోటిక్ బ్యాక్టీరియాలో వైవిధ్యాన్ని అనుమతించే మంచి ప్రీబయోటిక్స్ – చదునైన కడుపు నుండి మచ్చలేని చర్మం వరకు, పదునైన మెదడు నుండి కంటి చూపు వరకు, బలమైన కీళ్ల నుండి బలమైన జ్ఞాపకశక్తి వరకు వారు ప్రతిదానిలో పాత్ర పోషిస్తారు.

- అవి మీ ప్రాంతం యొక్క నేల ఆరోగ్యానికి దోహదం చేస్తాయి మరియు చిన్న రైతులకు ఆరోగ్యకరమైన పర్యావరణ వ్యవస్థ మరియు ఆదాయాన్ని అందిస్తాయి. నేను ఇక్కడ కొన్నింటిని మాత్రమే జాబితా చేస్తున్నాను, కానీ మీ ఆహారంలో సంవత్సరానికి కనీసం 12 హైపర్‌లోకల్ పండ్లను చేర్చండి (సీజన్‌ని బట్టి, దాదాపు నెలవారీ మార్పు) ఆరోగ్యంగా, మెరుస్తూ మరియు వ్యాధి లేకుండా ఉండండి.

బోరా (బెర్), మారన్ (కొబ్బరి హోవర్), ఫల్సా (స్థానిక బెర్రీ), షెహూత్ (మల్బరీ), కర్వాండ, రంజన, జామూన్, బెల్, జీడి పండు, ధార్చుక్ (సీడక్థార్స్), తద్గోలా, తాజా తేదీలు, నింబోలి (వేప పండు), కమ్రాఖ్ (నక్షత్ర పండు), రాంఫాల్.

PS : మీరు హైపర్ లోకల్ పండ్లతో పాటుగా సీజన్ యొక్క సాధారణ స్థానిక పండ్లను (FAQ లలో పట్టిక చూడండి) కొనసాగించవచ్చు.

తరచుగా అడిగే ప్రశ్నలు

ప్ర. హైపర్ లోకల్ పండ్లు స్థానిక పండ్ల నుండి ఎలా భిన్నంగా ఉంటాయి?

	సాధారణ స్థానిక పండ్లు	హైపర్‌లోకల్ పండ్లు
ఏమిటి అవి	సాధారణంగా తెలిసిన మరియు అందుబాటులో ఉండే కాలానుగుణ పండ్లు, సాధారణంగా దేశవ్యాప్తంగా సీజన్‌లో అందుబాటులో ఉంటుంది.	ఒక నిర్దిష్ట ప్రాంతానికి మాత్రమే స్థానికంగాఉండేమర్చిపోయిన మరియు సులభంగా లభించని పండ్లు. అడవి మరియు సాగు చేయని పండ్లు లేదా సాంకేతికంగా NUS అని కూడా పిలుస్తారు. నిర్లక్ష్యంచేయబడిన మరియు తక్కువ వినియోగించబడిన జాతులు.
ఎలా గుర్తించాలి	స్థానిక విక్రేతలతో సీజన్‌లో సులభంగా అందుబాటులో ఉంటుంది, అయితే, ప్రకటనలు లేదా ఆమెదాలు సాధారణంగా మధుమేహం, బరువు తగ్గడం మొదలైన వాటికి తగినది కాదని తప్పుగా అర్థం చేసుకుంటారు.	చాలా తక్కువ సమయం వరకు సులభమైన ఆంగ్ల పేరు అందుబాటులో లేదు ఉపయోగించిన రో పాఠశాలల వెలుపల నిర్ణయించబడుతుంది మరియు రైల్వేస్టేషన్లు. జానపద కథలు, పండుగలు, ఆచారాలు మొదలైనవాటితో అనుబంధించబడ్డాయి

ఉదా హరణలు	అరటి, మామిడి, చిక్కు, ద్రాక్ష సీతాఫలం, ఆపిల్, జామ, రేగు, పిచు, జాక్ ఫ్రూట్, బొప్పాయి, దానిమ్మ, పుచ్చకాయ, కస్తూరి పుచ్చ కాయ, పియర్, స్ట్రాబెర్రీ, లిచ్చి.	బోరా (బెర్), మారన్ (కొబ్బరి పువ్వు), ఫల్సా (స్థానిక బెర్రీ), షెహాత్ (మల్బరీ), కర్వాంద, రంజన, జామూన్, బెల్, జీడిపండు, ధార్ఖుక్ (సిబక్థార్న్), తద్గోలా, తాజా తేదీలు, నింబోలి (వేప పండు), కర్మాఖ్ (నక్షత్ర పండు), రాంఫల్.
ఎందుకు పిల్ల	పూర్తి పోషకాలు మరియు మంచివి ప్రీబయోటిక్. స్థానిక ఆర్థిక వ్యవస్థను కాపాడు తుంది చగ్లింగ్. తరచుగా ఊరగాయలుగా కూడా మారుతుంది.	గిరిజన మరియు అట్టడుగు వర్గాలకు మద్దతు ఇస్తుంది. సూక్ష్మపోషకాల లోపాలతో సహాయ పడుతుంది. జామ్లు, క్యాండీలుమొదలైన వాటికి మద్దతు ఇస్తుంది.
ఎప్పుడు పిల్ల	మధ్య భోజనంగా ప్రధానభోజనంఆలస్యంఅయినప్పుడు కొన్నిసార్లు ప్రధాన భోజనంతో కూడా.	ఈ సమయంలో మధ్యలో భోజనం వలె సీజనల్ 2–3 వారాల విండో.

5వ వారం మార్గదర్శకం : మధ్యాహ్న భోజనం తర్వాత కొంచెం నిద్రపోండి

ఎన్ఎపి ఇప్పటికే ఉన్న సమస్యలను పరిష్కరిస్తుంది మరియు భవిష్యత్తు సమస్యలను నివారించవచ్చు. ఇది శ్రేయస్సు యొక్క అత్యంత క్లిష్టమైన కానీ నిర్లక్ష్యం చేయబడిన అంశాలలో ఒకటి. నిజానికి, ఇది బహుశా చాలా తప్పుగా అర్థం చేసుకున్న అంశం కూడా. ప్రజలు దీనిని బద్ధకం మరియు ఊబకాయం మరియు రాత్రి నిద్రలేమికి దారితీస్తుందనే భయంతో సంబంధం కలిగి ఉంటారు, కానీ నిజం నుండి ఇంకేమీ ఉండదు. ప్రతి మతం మరియు సంస్కృతి మరియు యోగా యొక్క జ్ఞానం కూడా మధ్యాహ్నం చిన్న నిద్రను ఆమోదిస్తాయి.

భగవద్గీతలో మితంగా తినకుండా లేదా నిద్రపోని వ్యక్తి యోగాన్ని సాధించలేడని చెబితే, ఇస్లామిక్ సంస్కృతి దెయ్యాలు మాత్రమే నిద్రపోవ్వ అని చెబుతుంది. మన కాలంలోని గొప్ప అథ్లెట్లలో క్రిస్టియానో రొనాల్డో, మధ్యాహ్నం నిద్రకు తన స్థిరమైన ప్రదర్శనలను ఆపాదించాడు.

ఎందుకు?

- గుండె ఆరోగ్యాన్ని మెరుగుపరుస్తుంది, ముఖ్యంగా ఉన్నవారికి మంచిది అధిక బీపీ లేదా ఇప్పటికే గుండె ప్రక్రియలు చేయించుకున్న వారు.

- హార్మోన్ల సమతుల్యతను మెరుగుపరుస్తుంది (ఇది పోరాటానికి సహాయపడుతుంది మధుమేహం, పిసిఒడి, థైరాయిడ్, అతిగా తినడం కూడా)

- జీర్ణక్రియను మెరుగుపరుస్తుంది (ఇది IBS,, మలబద్ధకం తగ్గిస్తుంది, మొటిమలు మరియు చుండ్రు)

- రాత్రి నిద్రను మెరుగుపరుస్తుంది (ప్రత్యేకించి నిద్రలేమితో పోరాడటానికి మంచిది, మరియు తరచూ ప్రయాణికులు, షాదీ-గోయర్స్ మరియు జెట్ లాగ్)

- రికవరీని మెరుగుపరుస్తుంది (వ్యాయామాలు, అనారోగ్యాల నుండి)

- కొవ్వు నష్టాన్ని మెరుగుపరుస్తుంది (పైన పేర్కొన్న అన్ని అంశాల కారణంగా)

అయితే ఈ ప్రయోజనాలన్నింటికీ మీరు దాన్ని సరైన మార్గంలో చేయాలి. మరియు సరైన మార్గంలో ఒక పేరు ఉంది – దీనిని వామకుక్షి అంటారు. ఇక్కడ దశలు ఉన్నాయి.

- ఎప్పుడు : భోజనం చేసిన వెంటనే

- ఎలా   : మీ ఎడమ వైపు పిండం స్థానంలో పడుకోండి (మృతదేహం)

- వ్యవధి : 10 నుండి 30 నిమిషాలు (చాలా చిన్నవారికి, చాలా వృద్ధులకు, చాలా జబ్బు పడిన వారికి సుమారు 90 నిమిషాలు)

- ఆదర్శ సమయం : మధ్యాహ్నం 1 నుండి 3 గంటల మధ్య

మీరు ఎక్కడ ఉన్నారో ఆధారంగా భోజనం తర్వాత విశ్రాంతి తీసుకోవడానికి వివిధ మార్గాలు :

- ఇంట్లో ఉంటే, మంచం మీద పడుకోండి

- పనిలో ఉంటే, మీ తలని డెస్క్ మీద పెట్టి విశ్రాంతి తీసుకోండి (మీ HR కి చెప్పండి ఇది ఉత్పాదకతను పెంచుతుంది)

- ప్రత్యామ్నాయంగా, మీరు ఒక సులభమైన కుర్చీ మీద నిద్రపోవచ్చు, మరియు మీరు దానిని చేయలేకపోతే, ఒక కిటికీకి వెళ్లి దూరంగా చూడండి, అంతరిక్షంలోకి చూస్తూ, మీ మనస్సు విశ్రాంతి తీసుకోవడానికి అనుమతించండి.

పూర్తిగా ఏమి చేయకూడదు :

- 4 నుండి 7 గంటల మధ్య నిద్ర.
- టీ, కాఫీ, సిగరెట్లు, చాక్లెట్ వంటి ఉత్ప్రేరకాలు కలిగి ఉండండి భోజనం తర్వాత
- ఫోన్ చేసి సర్ఫ్ చేయండి మరియు మీ ఇంద్రియాలను ఉత్తేజపరచండి
- ఒకేసారి 30 నిమిషాలకు మించి నిద్రపోండి
- టీవీని ఆన్ చేసి పడుకోండి

  కాబట్టి, ఈ వారం నుండి, మధ్యాహ్నం నిద్రను మళ్లీ గొప్పగా చేద్దాం.

6వ వారం మార్గదర్శకం : ప్రతి రాత్రి ఒక గ్లాసు పసుపుతో కలిపిన దూద్ తీసుకోండి.

మా 2018 మార్గదర్శకం 6 కనీసం వారానికి ఒకసారి శక్తి శిక్షణను ప్రారంభించడం మరియు 60% పైగా ప్రతివాదులు బలాన్ని పొందారు మొట్టమొదటిసారిగా శిక్షణ మరియు అద్భుతమైన ఫలితాలను చూసింది.

కానీ వ్యాయామం పని చేయడానికి మరియు పని కొనసాగించడానికి, మేము వ్యాయామం యొక్క ఉద్దీపనల నుండి కోలుకోవాలి. వాస్తవానికి మనం సంతృప్తికరమైన జీవితాన్ని గడపడానికి రోజువారీ జీవితంలో ఉద్దీపనలు మరియు ఒత్తిళ్ల నుండి కోలుకోవాలి. ఈ మార్గదర్శకాల దృష్టి పాతకాలపు సాంప్రదాయాలను పునరుద్ధరించడంపై ఉంది మరియు అలాంటి టైమ్‌లెస్ సంప్రదాయం నిద్రవేళలో హల్దీ దూద్. వాస్తవానికి ఆహారం మరియు బరువు తగ్గించే పరిశ్రమ దానిని (పసుపు లాట్ లేదా బంగారు పాలు) స్వాధీనం చేసుకుంది మరియు మాత్రలు, షాట్లు మరియు పసుపు, కర్కుమిన్ లేదా కర్కుమా అనేవి మాకు అమ్మలేదు కానీ హల్దీ దూద్ యొక్క మాయాజాలం దాని ఉ పయోగంలో ఉంది మరియు దుర్వినియోగం కాదు.

ప్రతి రాత్రి ఒక గ్లాస్ లేదా కప్పు అద్భుతంగా పనిచేసే కొన్ని కారణాలు ఇక్కడ ఉన్నాయి.

1. విశ్రాంతిగా నిద్రించడానికి అనుమతిస్తుంది, ప్రత్యేకించి స్నానాల గదిని ఉ పయోగించడం కోసం నిద్ర అనేక సార్లు విరిగిపోతుంది.

2. రికవరీని వేగవంతం చేస్తుంది. మరమ్మత్తు పని ఉత్తమంగా జరగడానికి అనుమతిస్తుంది.

3. రోగనిరోధక శక్తిని మెరుగుపరుస్తుంది: ప్రతి సమయంలో దానిని కలిగి ఉ ండాలని గుర్తుంచుకోండి. ఫ్లూ మరియు దగ్గులు గాలిలో ఉన్నప్పుడు సీజన్ మార్పు మెరుగైన హార్మోన్ల సమతుల్యతను అనుమతిస్తుంది.

4. మీకు మొటిమలు లేదా అనూహ్యమైన పీరియడ్స్ ఉన్నట్లయితే ప్రత్యేకంగా ఉ పయోగపడుతుంది.

దీన్ని ఎలా తయారు చేయాలి

- నీరు మరిగేటప్పుడు పాలకు 1/3 స్పూన్ జోడించండి
- ఒక కప్పులో పోయాలి
- రుచికి చక్కెర లేదా బెల్లం జోడించండి
- మీరు నిద్రపోయే ముందు తాగండి. ఆదర్శంగా వేడిగా ఉంటుంది, కానీ వెచ్చగా ఉండటం కూడా మంచిది

ఎదుర్కోవడానికి ప్రత్యేక చిట్కాలు:

- మధుమేహం, గుండె జబ్బులు, కీళ్ల నొప్పులు ఒక చిటికెడు జాజికాయను జోడించండి పేలవమైన
- నిద్ర మరియు విశ్రాంతి లేని కాళ్లు: కొన్ని జీడిపప్పు జోడించండి
- తక్కువ శక్తి మరియు మొటిమలు: చిటికెడు అలివ్‌విత్తనాలను జోడించండి చెడు గొంతు మరియు ఇన్ఫెక్షన్లు: చిటికెడు నల్ల మిరియాలు
- లాక్టోస్ అపహనం మజ్జిగకు బదులుగా మజ్జిగతో తాగండి. పాలు

మీకు పొడి ఉండకూడదనుకుంటే, సాయంత్రం 45 గంటల ప్రాంతంలో ఒక చిటికెడు హల్దీ పొడి కొబ్బరి మరియు బెల్లంతో తినండి.

గమనిక

హల్దీని మన ఆచారాలు మరియు వంటకాలలో సహస్రాబ్దాలుగా ఉ పయోగిస్తున్నారు మరియు దాని శోథ నిరోధక, యాంటీ ఆక్సీడెంట్ మరియు కాయకల్ప లక్షణాలు మా సామూహిక జ్ఞానంలో జరుపుకుంటారు. హల్ది యొక్క చికిత్సా లక్షణాలు వాస్తవానికి ఆడాలంటే, నిష్పత్తి మరియు సమయం సరిగ్గా ఉండాలి. కాబట్టి మీరు దానిని ఎక్కువగా లేదా చాలా తక్కువగా కలిగి ఉంటే, దాని వల్ల ఎలాంటి ప్రయోజనాలు

ఉండవు. వాస్తవానికి చాలా ఎక్కువ ఆమ్లత్వం మరియు ఉబ్బరం నుండి ఇనుము సమీకరణలో జోక్యం వరకు తీవ్రమైన హాని కలిగిస్తుంది. కనుక ఒకవేళ మీరు ఖాళీ కడుపుతో నీరు, మాత్రలు వేసు కోవడం లేదా విచక్షణారహితంగా దాని మొత్తాలను ఉ పయోగించడం వంటి వాటిలో ఒకరు, దయచేసి ఆపండి. గుర్తించుంకోండి. ఇది మీ జీవనశైలిలో భాగంగా హల్దీని స్వీకరించడం మరియు దాని ప్రయోజనాల పట్ల ఆత్యాశతో ఉండకపోవడం.

తరుచుగా అడిగే ప్రశ్నలు

ప్ర. ఎలాంటి పాలను ఉపయోగించాలి? మనకు హల్దీ తెలివి ఉందా ఓట్ పాలు?

జ. ఉపయోగించాల్సిన పాలు మీ లోకా డైరీ నుండి రెగ్యులర్, పూర్తి కొవ్వు పాలు. లేబుల్స్, ప్యాకేజింగ్ మరియు బ్రాండ్లు లేనిది. కానీ మీరు యాక్సెస్ చేయడం కష్టతరమైన ప్రాంతాల్లో నివసిస్తుంటే, ఉచిత మేత ఆవుల నుండి మిల్లు కోసం చూడండి. అత్యుత్తమమైన రకం పాలు చెడిపోతాయి(ఫ్రిజ్‌లో ఉంచనప్పుడు కొన్ని గంటల్లో) వోట్, బాదం, సోయా, మొదలైన పాలల వరకు, అని పర్యావరణపరంగా నిలకడగా ఉ ండవు. అయితే మీరు దానికి హల్దీని జోడించగలరా? అవును మీరు పూర్తిగా చేయగలరు.

ప్ర. ఎలాంటి హల్దీని ఉపయోగించాలి?

జ. సరే, సాధారణ హల్దీ పొడి, స్థానికంగా మరియు సహజంగా పండించిన హల్దీని విక్రయించే ప్రదేశం నుండి ఆదర్శంగా కొనండి. మరియు మీరు మరింత శృంగార సమాధానం కావాలనుకుంటే, అరటి చెట్టు యొక్క నీడలో మిర్చి మరియు గెండా పూల్ పెరుగుతాయి.

ప్ర. రాత్రి పాలు తాగడం వల్ల దగ్గు మరియు జలుబు వస్తుందా?

జ. లేదు, అది కాదు, పెప్పీ లేదా జాజికాయతో పాటు చిటికెడు హల్దీని జోడిస్తే అది నిర్ధరిస్తుంది, వాస్తవానికి, ఇది కామో జలుబు మరియు దగ్గుతో కూడా సహాయపడుతుంది.

ప్ర. నేను బరువు తగ్గాలనుకుంటే నిద్రపోయే సమయంలో పాలు బాగున్నాయా?

జ. అవును, పూర్తిగా. హల్దీ మరియు పాలు ఒక శక్తివంతమైన కలయిక, ఇది అవసరమైన కొవ్వు ఆమ్లాలు, యాంటీఆక్సిడెంట్లు మరియు యాంటీ ఇన్ఫ్లమేటరీ ఏజెంట్లు కలిసి అవి మీ కొవ్వు నష్టం వేగవంతం అయ్యేలా చూస్తాయి.

ప్ర. మనం ఉదయం పసుపుతో కలిపిన హల్దీ దూద్ తీసుకుంటే, అది ఇవ్వగలదా అదే ఫలితాలు?

జ. అదే, కానీ భిన్నమైనది హల్దీ పాలు యొక్క ముఖ్య ఉద్దేశ్యాలలో ఒకటి ఏకవరీని వేగవంతం చేయడం మరియు అది నిద్రవేళలో ఉన్నప్పుడు జరుగుతుంది. ఇది మీ హార్మోన్ల సమతుల్యతను ఆప్టిమైజ్ చేయడానికి మిమ్మల్ని అనుమతిస్తుంది, దీని ఫలితంగా మీరు అర్ధరాత్రి తక్కువ సార్లు మేల్కొంటారు మరియు ప్రతి రోజు గడిచేకొద్దీ తాజా, చిన్న వయస్సులో మేల్కొంటారు.

ప్ర. పిసిబడి రోగులకు కూడా హల్దీ పాలు పనిచేస్తాయా?

జ. అవును, ఖచ్చితంగా, ముఖ్యంగా మీరు సిస్టిక్ మొటిమలతో పోరాడుతుంటే ఏ సందర్భంలో, దానితో అంగుళాల అలివ్ విత్తనాలను మర్చిపోవద్దు

ప్ర. ప్రతిరోజు హల్దీ తీసుకోవడం వల్ల శరీరంలో వేడి ఏర్పడుతుందా?

జ. మీరు దానిని యాద్రుచ్చిక మొత్తాలలో కలిగి ఉంటే, అవును, అది అసిడిటీ మరియు ఉబ్బరం కూడా దారితీస్తుంది. కానీ మీ పాలతో ఒక చిటికెడు హల్దీ, మీ సబ్జీలు మరియు పప్పులో తడ్కాగా, ఇది అన్ని వయసుల మరియు పరిస్థితుల ప్రజలకు సురక్షితమైన మూలికగా మిగిలిపోతుంది.

7వ వారం మార్గదర్శకం: అల్పాహారం దాటవద్దు. వేడి, ఇంట్లో తయారుచేసిన అల్పాహారం తీసుకోండి

ఏదైనా తినకుండా ఇంటి నుండి బయటకు వెళ్లవద్దు, మీ బామ్మ మీకు చెప్పినట్లు మీరు విన్నారని నేను ఖచ్చితంగా అనుకుంటున్నాను. మీ బామ్మకి తెలిసినది కూడా సైన్స్ మద్దతుతో, ప్రపంచంలోని బ్లూ జోన్లలో(దీర్ఘాయువు ఎక్కువగా ఉంటుంది) ఒక సాధారణ విషయం ఉంది, హృదయపూర్వక అల్పాహారం, తాజాది, ఇంట్లో వండినది మరియు ఆ ప్రాంతానికి ప్రత్యేకమైనది. భారతదేశంలో కూడా, అల్పాహారానికి ప్రసిద్ధి చెందిన రాష్ట్రాలలో ప్రజలు జాతీయ సగటు కంటే ఎక్కువ కాలం జీవిస్తారు-కేరళ, జమ్మూ కాశ్మీర్, పంజాబ్, మహారాష్ట్ర, కేరళలోని ఇడ్లీ లేదా అప్పం, రొట్టె లేదా కాశ్మీర్ యొక్క మధ్యాహ్న చాయ్, పంజాబ్ పరాఠా మరియు మహారాష్ట్రలోని పోహా బాగా తెలిసిన ఘరియు విస్తృతంగా తింటారు.

కానీ సుదీర్ఘ జీవితం కాకుండా, మీ అల్పాహారం ఏమి చేయాలో మీరు ఆశించే కొన్ని విషయాలు అక్కడ ఉన్నాయి.

– పోషకమైన ఆహారంతో మీ రోజును ప్రారంభించండి

– పగటిపూట తలనొప్పి మరియు అసిడిటీని నివారిస్తుంది.

– మైక్రోన్యూట్రియెంట్ డెలివరీ మరియు సమీకరణను ఆప్టిమైజ్ చేయండి. ముఖ్యంగా తక్కువ విటమిన్ బి 12 ఉన్న వ్యక్తులకు ముఖ్యం.విటమిన్ డి ఐరన్

– మీ కార్జెసాల్ స్థాయిలు సమతుల్య స్థితిలో ఉండేలా చూసుకోండి (ఒత్తిడిని తగ్గిస్తుంది)

– రోజు తర్వాత అతిగా తినడం మరియు అతిగా తినడం నివారించండి

– టీ, కాఫీ వంటి ఉత్రేదకాలు తినే అవసరాన్ని తగ్గించండి.సిగరెట్లు మరియు చాక్లెట్లు

– విభిన్న గట్ బ్యాక్టీరియా పెరుగుదలకు అనుమతిస్తాయి.

ఏదీమైనా, అల్పాహారం యొక్క ప్రయోజనాలను ఆస్వాదించడానికి ఇది తప్పనిసరిగా ఇంట్లో తయారుచేయండి, మీ ప్రాంతానికి స్థానికంగా ఉండాలి. మరియు తాజాగా ఉడికించాలి. మరియు ప్యాక్ చేసిన తృణధాన్యాలు ఓట్స్, స్మూతీలు మరియు రసాలు వంటి పెట్టెలు మరియు సీసాల నుండి బయటకు వచ్చే వాటిని తప్పక నివారించాలి. ఇది కూడా లింగ ఆసమానతతో ఎక్కువగా ప్రభావితమైన భోజనం మహిళలు పని చేస్తున్నందున వారికి వంట చేయడానికి తక్కువ సమయం ఉంటుంది. కాబట్టి మీరు ఒక మనిషి మరియు చూడాలనుకుంటే బాగుంది. అప్పటి నుండి ఇంట్లో వంట ప్రారంభించండి.

మీ షెడ్యూల్సి బట్టి ఇక్కడ కొన్ని ఎంపికలు ఉన్నాయి:

1. మధ్యాహ్నం 1 గంటకు భోజనం చేస్తే లేదా తరువాత సాంప్రదాయ సమయం పరీక్షించిన అల్పాహారం. మీ ప్రాంతానికి ప్రత్యేకమైనది. పోహో, ఉప్మా, ఇడ్లీ, దోస, మధ్యాహ్నం–చాయ్, పరాఠా, పేదరి సబ్జీ, మిస్సీ రోటీ, కులత్ పరాఠా, బ్రజా ఖిచ్లి, మొదలైనవి.

2. మీరు చాలా త్వరగా బయలుదేరవలసీ వస్తే లేదా చాలా త్వరగా భోజనం తినాల్సి వస్తే ఉదయం 11 గంటలు నట్స్ లేదా అరటి వంటి పండు.

3. మీకు వండడానికి సమయం లేకపోతే: తడ్క నుండి అన్నం లేదా చపాతీ ముందు రాత్రి నుండి, అంబోలి, సత్తు, ఇల్లు కూడా ఉన్నాయి

పొడి పండ్లతో ఒక కప్పు పాలు

బ్రేక్ ఫాస్ట్ని ఎప్పుడూ దాటవేయని వ్యక్తులు:

– పిల్లలు

– పిరియడ్స్ సక్రమంగా లేని మహిళలు

– ఉదయం పని చేసేవారు

– ఒత్తిడితో కూడిన ఉద్యోగాలు ఉన్న వ్యక్తులు

– రోగనిరోధక శక్తి తక్కువగా ఉన్న వ్యక్తులు

– అథ్లెట్లు

చివరగా, లోకల్, సీజనల్ మరియు ట్రెడిషనల్ తినడం మీ ఆరోగ్యానికి మాత్రమే కాకుండా రైతులకు మరియు ఆరోగ్యానికి కూడా మంచిదని గుర్తుంచుకోండి పర్యావరణం

తరుచుగా అడిగే ప్రశ్నలు

ప్ర. అల్పాహారం తీసుకోవడానికి ఉత్తమ సమయం ఏమిటి?

జ. మీరు ఏ సమయంలో మేల్కొంటారు అనే దానిపై ఆధారపడి ఉంటుంది, కానీ సాధారణంగా లేచిన 2 గంటలలోపు, కాబట్టే, మేల్కొన్న 15 నిమిషాలలోపు మీ తాజా పండ్లు/ డ్రై ఫ్రూట్స్ మొదలైనవి మరియు తర్వాత అల్పాహారం తీసుకోండి.

ప్ర. మనం ఉదయం వర్కవుట్ చేస్తే, మనం ఎలా మేనేజ్ చేయాలి అల్పాహారం మరియు వ్యాయామం తర్వాత భోజనం?

జ. అల్పాహారం స్థానంలో ఉన్నట్లుగా మీకు ఎంపిక ఉంది వ్యాయామం తర్వాత భోజనం, కాబట్టి మీరు వ్యాయామం చేసిన వెంటనే దాన్ని ఆస్వాదించండి, ఆ విధంగా మీరు మిగిలిన రోజుల్లో బాగా పోషించబడతారు.

ప్ర. నాకు అల్పాహారం వండడానికి సమయం లేదు, నేను ఏమి చేయగలను?

జ. మీ ప్రాంతంలోని ఆరోగ్యకరమైన మరియు తక్షణ భోజనంపై మనస్ఫూర్తిగా ఆధారపడండి. ఇది దక్షిణ భారతదేశం యొక్క ఆడాయి, కాశ్మీర్ మరియు గోవా వంటి ప్రాంతాలలో స్థానిక రొట్టెలు లేదా మహారాష్ట్రలోని అంబోలి కావచ్చు.

అలాగే పాన్ – ఇండియా మరియు అక్షరాలా వండిన మిల్లెట్ గంజి 5 నిమిషాలలో

ప్ర. భారతదేశంలోని ఒక ప్రాంతానికి చెందిన వ్యక్తుల గురించి కానీ జీవించడం గురించి ఏమిటి లేక వేరే ప్రాంతంలో పెళ్లి చేసుకున్నారా?

జ. మీరు వారంలో కొన్ని రోజులు మీరు నివసిస్తున్న ప్రాంతం యొక్క స్థానిక అల్పాహారం మరియు ఇతర రోజులలో మీ ప్రాంతం యొక్క అల్పాహారం తీసుకోవచ్చు. అలాగే, మీరు వంట చేసేవారైతే, మీకు ఇష్టమైన అల్పాహారం తయారు చేసుకోండి.

ప్ర. నేను భారతదేశం వెలుపల నివసిస్తున్నాను, మనం ఎలాంటి అల్పాహారం తీసుకోవాలి?

జ. అది మీరు ఎక్కడ నివసిస్తున్నారనే దానిపై ఆధారపడి ఉంటుంది. ఇది మధ్యప్రాచ్యం. ఆఫ్రికా లేదా దక్షిణ అమెరికా అయితే, వారంలో కొన్ని రోజులు మరియు ఇతర రోజుల్లో మీరు పోహా, ఉప్మా, ఇడ్లీ, దోస, పరాఠా, రాగి వంటి అనేక స్థానిక ఎంపికలు (వేడి మరియు తాజాని) ఉన్నాయి. గంజి, మొదలైనవి, ఇతర ప్రదేశాలలో, వెన్న/ జున్ను/వేరుశెనగ వెన్న/ అవోకాడో, గుడ్లు, మిల్లెట్ పాన్‌కేక్‌లు మొదలైన వాటితో మొత్తం రొట్టె పని చేస్తుంది.

ప్ర. పరవాలేదా?

జ. ప్యాక్ చేసిన మరియు ప్రాసెస్ చేసిన బ్రేక్‌ఫాస్ట్‌లను దాటవేయడం సరైనది, కానీ అల్పాహారాన్ని పూర్తిగా వదిలివేయడం మంచిది కాదు. రోజు చివరిలో, బరువు తగ్గడం వల్ల కలిగే ప్రయోజనం కోసం ఆరోగ్యకరమైన ఆరోగ్యాన్ని కోల్పోవడం విలువైనది కాదు.

అలాగే, ప్రాంతీయ బ్రేక్‌ఫాస్ట్‌లు స్థానిక ఆర్థిక వ్యవస్థకు మద్దతు ఇస్తాయని తెలుసుకోండి, సాంప్రదాయ వంటకాలను సంరక్షించండి మరియు ప్రజలను వారి సాంస్కృతిక మూలాలకు కనెక్ట్ చేయడంలో సహాయపడండి. అవి మన గుర్తింపులో అంతర్భాగం, మేము ఎక్కడ నుండి వచ్చామో వారు మాకు చెప్తారు.

8 వ వారం మార్గదర్శకం: మీ ఆహారాన్ని సరైన నిష్పత్తిలో తినండి.

మనలో చాలా మంది మలబద్ధకం. చెడు మూడ్లు, వదులుగా ఉండే చర్మం మరియు చెడు జట్టు కలిగి ఉన్న ప్రతిసారీ మనం డైట్లో ఉన్నప్పుడు లేదా ఆరోగ్యంగా ఉండటానికి ప్రయత్నిస్తాము. మరియు దానికి కారణం మనం నిరంతరం తక్కువ పిల్లిని ప్రయత్నించడం మరియు ఆ ప్రక్రియలో శరీరానికి మంచి కంటే ఎక్కువ హాని చేయడం. చివరికి, మేము ఆహారం తీసుకోవడం మానేసి, "క్యాటింగ్"కి తిరిగి వెళ్లి, ఆపై బరువును తిరిగి పొగు చేసుకోండి అప్పుడు మనం మరో డైట్ కి వెళ్తాము, ఈసారి తక్కువ తినడామే కాకుండా మన ఆహారంలో అంతర్భాగమైన వాటిని తీసివేయండి. అన్నం , రోటి, అల్పాహారం మొదలైనవి మళ్లీ ఆ చక్రాన్ని పునరావృతం చేయడానికి మాత్రమే.

ఈ ఆహారం చక్రం నుండి బయటపడటానికి మరియు మన జీవితాంతం ఆరోగ్యంగా ఉండటానికి ఏకైక మార్గం ఆహారపు మంచిని కోల్పోకుండా సమతుల్య స్థితిలో ఆహారాన్ని తినడం, కాబట్టి సమాధానం సరైన నిష్పత్తిలో ఉంటుంది, భాగం కాదు.

అప్పుడు సరైన నిష్పత్తి ఏమిటి? ఇది మా పోషకాలను గరిష్టంగా పోషకాలను అందించే విధంగా, రుచిని మెరుగుపరిచే విధంగా మరియు మన కళ్లకు దృశ్యమానంగా కనిపించే విధంగా తినే టైంలెస్ పద్ధతి, మరియు మన దేశంలోని అన్ని ప్రాంతాలు మరియు సంస్కృతులలో, ఆహారాన్ని తినే ఈ పద్ధతి క్రింది నిష్పత్తిలో ఉపయోగిస్తుంది:

మీ ప్లేట్లో 50 శాతం అన్నం లేదా రోటీ లేదా మిల్లెట్లు (ధాన్యాలు) ఉండాలి

35 శాతం దాల్ మరియు సబ్జీ ఉండాలి(మరియు నాన్ వెజ్ అయితే మాంసం)

15 శాతం పా ప్యాడ్/ఊరగాయ/సలాడ్/పెరుగు, మొదలైనవి ఉండాలి. సరళంగా చెప్పాలంటే, ధాన్యాల మధ్య 3:2:1 నిష్పత్తిని నిర్వహించండి: దాల్/ సబ్జీ: ఊరగాయ / సలాడ్/ పెరుగు.

విభజనలు

- ఆకలి అనేక అంశాలకు భిన్నంగా ఉంటుంది
- భాగం పరిమాణాన్ని ప్రామాణికంగా పొందలేము

బదులుగా, మెంటల్ మీల్ మ్యాప్ని ఉపయోగించండి

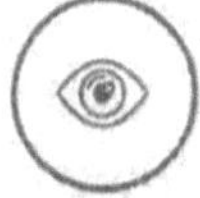

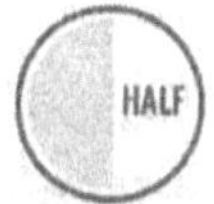

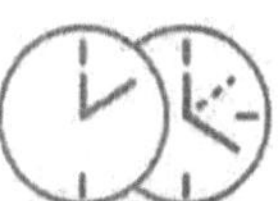

నిష్పత్తులు:

- అన్ని సమయాలలో పరీక్షించిన భోజనం సుమారుగా ఉంటుంది
  ఎ 3:21 (గ్రేన్స్
  దాల్/సెజెల్ నిష్పత్తి:
  ఊరగాయ/సలాడ్/పెరుగు
- ఇది సరైన జీర్ణక్రియ మరియు పోషకాల సమీకరణకు అనుమతిస్తుంది

మీ భోజనం కోసం భోజన నిష్పత్తి మ్యాప్ని ఉపయోగించండి

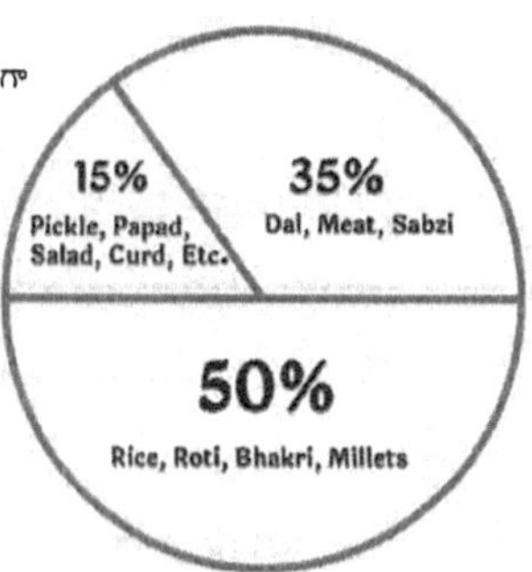

ఈ నిష్పత్తిలో తినడం ఎలా సహాయపడుతుందో ఇక్కడ ఉంది:

- డైటింగ్ మరియు లేమిని అంతం చేస్తుంది

- డైట్ వైవిధ్యం డిఫాల్ట్‌గా నిర్మించబడింది

- అన్ని ఇంద్రియాలకు విజ్ఞప్తి, ముఖ్యంగా కళ్ళు మరియు రుచి

- జీర్ణక్రియ మరియు పోషకాల సమీకరణను మెరుగుపరుస్తుంది

- మలబద్ధకం మరియు ఉబ్బరం, అసిడిటీ కూడా ముగుస్తుంది

- సంతృప్తిని మెరుగుపరుస్తుంది మరియు మీరు తేలికగా మరియు శక్తివంతంగా అనుభూతి చెందుతారు

సంగ్రహంగా చెప్పాలంటే మీ భోజనాన్ని సరైన నిష్పత్తిలో పేర్కొనడం వలన మీరు అన్ని రకాల డైటింగ్ల నుండి విముక్తి పొందవచ్చు మరియు మీ ఆహారాన్ని ఆస్వాదించేటప్పుడు తేలికగా ఉండటానికి అనుమతిస్తుంది

తరుచుగా అడిగే ప్రశ్నలు

ప్ర.   శాతం లేదా నిష్పత్తిని మనం ఎలా కొలుస్తాం భోజనం?

జ.   ఇవి దృశ్యపరంగా మరియు ఆకారంగా కొలుస్తారు. అక్షరాలా గ్రాములు లేదా వాల్యూమ్‌లో కాదు, నిష్పత్తులు ప్లేట్ పరిమాణంతో కూడా స్వతంత్రంగా ఉంటాయి. మీరు నైవేద్య/ ప్రసాద్ తాలిస్ లేదా ఇడ్లీ/ఖిచ్డి/బిర్యానీ వంటి క్లాసిక్ వంటకాలను సూచనగా ఉపయోగించవచ్చు పోహ, ఉస్మా. చైర్ పాదం మొదలైన అన్ని సాంప్రదాయ సింగల్-డిష్ వస్తువులు కూడా సహజంగా ఈ నిష్పత్తిని అనుసరిస్తాయి. ఆచరణాత్మకంగా చెప్పాలంటే తక్కువ అన్నం/రోటీ/భక్రీ తినాలనే ఆశతో ఎక్కువ కూరగాయలు లేదా పప్పు తినడానికి ఎటువంటి ప్రయత్నం చేయకూడదు. లేదా సూప్‌లు లేదా సలాడ్‌లు లేదా ఫైబర్ డ్రింక్స్‌తో కడుపుని నింపండి, తద్వారా మీరు ప్రధాన భోజనం తక్కువగా తినవచ్చు.

ప్ర.   స్వీట్స్ గురించి ఏమిటి? భోజనంలో మనం వారికి ఎలా సరిపోతాము నిష్పత్తి మ్యాప్?

జ.   వారు ప్రత్యేక సందర్భాలలో వస్తారు మరియు నిర్ణయం నుండి బయటపడతారు మరియు నిరాశ చెందరు. ఆవి మీ తాలిపై గర్వించదగ్గ స్థానాన్ని ఆక్రమించి మధ్యలో, ధాన్యం లేదా మిల్లెట్ల దగ్గర లేదా పైన ఉంచబడతాయి. సాధారణంగా, ఇది సంవత్సరానికి 15–30 రోజులు ఉంటుంది.

ప్ర.   మనం భోజనంలో అన్నం మరియు రోటీ రెండూ తినాలనుకుంటే, అది ఎలా సరిపోతుంది?

జ.   ధాన్యాల కోసం కేటాయించిన 50% స్థలంలో మీరు రెండూ ఒకే భోజనంలో తినవచ్చు. కీలకమైనది ఇంకా తేలికగా అనిపించేటప్పుడు మరియు సగ్గబియ్యకుండా భోజనం ముగించడం.

ప్ర.   దీన్ని భోజనంలో 15% చేయాలా?

జ.   సాధారణంగా, ఒక ఖిచ్డిని ఊరగాయతో పాటు దహి లేదా పాపడ్ లేదా కుచుంబర్‌తో కలిసి తింటారు—ఇది 15% అవుతుంది. కాబట్టి మీరు ఉంటే

ఊరగాయ మాత్రమే కలిగి ఉంటే ఇది 15 % కంటే తక్కువగా ఉంటుంది. భోజన నిష్పత్తి పటం యొక్క ఆలోచన ఏమిటంటే, భోజనం యొక్క ప్రధాన భాగం కంటే తోడుగా ఉండేవారు పరిమాణంలో చాలా తక్కువగా ఉండాలి.

ప్ర.   మన భోజనంతో ఒక పండు తినవచ్చా? ఎలామరియు ఎక్కడ అదే సరిపోతుందా?

జ.   సాంప్రదాయకంగా మామిడి, అరటిపండు మరియు జాక్ ఫ్రూట్ మాత్రమే భోజనంతో తింటారు. భోజనంతో పాటు తింటే అది 35% భాగం మరియు భోజనం తర్వాత వాటిని వినియోగిస్తే 15% భాగంలో ఉంటుంది అన్ని ఇతర పండ్లను ఉదయం మొదటగా లేదా మధ్యాహ్న భోజనంగా లేదా వ్యాయామం చేసిన వెంటనే తినాలి

ప్ర.   కొన్నిసార్లు జంక్ ఫుడ్ తినడం ఉంటే ఈ నిష్పత్తిని ఎలా నిర్వహించాలి?

జ.   ప్యాక్ చేయబడిన జంక్ ఫుడ్స్ కోసం పనిచేయదు. కానీ మీ చాట్, సమోసా, లేదా భాజియా, ఉదాహరణకు, ఈ నిష్పత్తులను అనుసరించండి ఇప్పటికే, వాటిని మధ్య భోజనంగా ఉంచాలని గుర్తుంచుకోండి మరియు 3కాదు విందు లేదా భోజనం కోసం భర్తి.

ప్ర.   భోజన నిష్పత్తి మ్యాప్‌లో నాన్-వెజ్ ఎక్కడ సరిపోతుంది?

జ.   సాంప్రదాయకంగా, మీరు మాంసాన్ని స్వయంగా తినరు, ఎల్లప్పుడూ ఒక పప్పు లేదా కూరగాయ లేదా సైడ్ డిష్ దానితో పాటు ఉంటుంది. కనుక ఇది 35% నిష్పత్తిలో వస్తుంది. మరియు మీరు ఎల్లప్పుడూ ధాన్యం-అన్నం లేదా రోటీతో తింటారు, ఉదాహరణకు – ఇది పూర్తి భోజనంలో 50% గా ఉంటుంది. నాన్-వెజ్ తినడానికి ఇది కూడా ఒక స్థిరమైన మార్గం.

9వ వారం మార్గదర్శకం: నొప్పిని తగ్గించడానికి మరియు కోలుకోవడానికి సహాయపడటానికి ప్రతిరోజూ సుష్టపాదంగుష్టాసన సాధన చేయండి

ఒకటి కంటే ఎక్కువ కారణాల వల్ల, సాగదీయడం అనేది ఏదైనా వ్యాయామ కార్యక్రమానికి మూలస్తంభం. స్టార్టర్స్ కోసం, ఇది గాయాలను నివారిస్తుంది, కానీ మరీ ముఖ్యంగా ఇది జీవితంలో ఒత్తిడితో కూడిన ఏదైనా సమస్య నుండి కోలుకోవడం వేగవంతం చేస్తుంది, అది శారీరక వ్యాయామం లేదా మానసిక ఒత్తిడి లేదా ఉద్రిక్తత లేదా సుదీర్ఘ ప్రయాణం వంటి మిశ్రమం.

సాగదీయడం ఎలా సహాయపడుతుంది

వ్యాయామం యొక్క తక్కువ అంచనా వేయబడిన అంశాలలో ఒకటి, వ్యాయామం చేసిన వెంటనే మీ రోగనిరోధక శక్తి కొంచెం తగ్గుతుంది. వ్యాయామం తర్వాత సాగదీయడం వలన అది క్రాష్ అవ్వదు లేదా మీరు ఇన్‌ఫెక్షన్లు పట్టుకోలేరు లేదా మీరు వ్యాయామం చేయడం వల్ల రోజూ అనారోగ్యం పాలవుతారు. అలాగే, ఫైబ్రోమైయాల్జియా, క్రానిక్ ఫెటీగ్, బిపి,డయాబెటిస్, థైరాయిడ్ సమస్యలు మొదలైన పరిస్థితులు ఉన్న వ్యక్తులు సాగదీయడం చాలా ఉపయోగకరంగా మరియు ప్రయోజనకరంగా ఉంటుంది. కాబట్టి వెన్నునొప్పి, మోకాళ్ల నొప్పులు, బలహీనమైన కీళ్ల మొదలైన బయోమెకానికల్ సమస్యలతో బాధపడుతున్న వ్యక్తులు నిజానికి వ్యాయామం చేయవద్దని సూచించిన ఎవరైనా సురక్షితంగా సాగదీయవచ్చు.

సాగదీయడం వల్ల మరికొన్ని ప్రయోజనాలు ఇక్కడ ఉన్నాయి:

1. కీళ్లలో కదలిక పరిధిని మెరుగుపరుస్తుంది

2. రక్త ప్రసరణను మెరుగుపరుస్తుంది

3. సమన్వయాన్ని మెరుగుపరుస్తుంది

4. భంగిమను మెరుగుపరుస్తుంది

5. నొప్పులను తగ్గిస్తుంది

మీరందరూ తప్పనిసరిగా అనుసరించాల్సిన ప్రాథమిక సాగతీత దినచర్య సుప్తపదంగుష్టాసన (SP) శ్రేణి. ఇది యోగ జ్ఞానానికి చెందిన మూడు సాగతీతల సమూహం. అవి పడుకోవడం పూర్తయ్యాయి మరియు మంచి ఆరోగ్యానికి చాలా కీలకమైనవి, వాటిని చేయకుండా ఎవరూ ఒక రోజు గడపకూడదు.

రోజువారీ కూర్చోవడం వాచ్యంగా దిగువ శరీరాన్ని జామ్ చేస్తుంది, వీపును బలహీనపరుస్తుంది మరియు మోకాళ్ల చుట్టూ సైనోవియర్ ద్రవాన్ని ఆరబెడుతుంది. కానీ ఈనష్టాలను రద్దు చేయడానికి SP సిరీస్ ఒక మంచి స్టార్ట్.

దీన్ని చేయడానికి సరైన మార్గం కోసం వీడియోను చూడండి: https://You tu.be/7pHk14ke6zs.

ఉత్తమ ఫలితాల కోసం ఈ స్ట్రెచ్‌ను రోజుకు రెండుసార్లు చేయండి మరియు మీరు దీన్ని ఎలా స్వీకరించగలరో ఇక్కడ ఉంది:

1. మధుమేహం మరియు బిపి కొరకు : ఉదయం ఒకసారి మరియు సాయంత్రం ఒకసారి.

2. మీరు క్రమం తప్పకుండా వ్యాయామం చేస్తే : వ్యాయామానికి ముందు మరియు తరువాత, పట్టుకోండి ఎక్కువ కాలం వ్యాయామం తర్వాత.

3. దీర్ఘకాలిక అలసట లేదా పీరియడ్స్ సమయంలో : ఏ సమయంలోనైనా రోజు, ప్రాధాన్యంగా సూర్యాస్తమయం చుట్టూ, రెండు వైపులా రెండుసార్లు పునరావృతం చేయండి.

4. బలహీనమైన మరియు నొప్పులు, కీళ్ల నొప్పులు, బోలు ఎముకల వ్యాధి, వెన్ను సమస్యలు, రాత్రుల్లో కాళ్లుతిమ్మిరి లేదా ఉదయం మడమల నొప్పి : నిద్ర వేళలో మరియు లేచేటప్పుడు, మంచం మీద చేయండి.

10వ వారం మార్గదర్శకం: ఇంట్లో ఊరగాయలు తయారు చేసి వాటిని రోజూ తినండి.

ఫిట్‌నెస్ ప్రాజెక్ట్ సాంప్రదాయ జ్ఞానానికి అంకితం చేయబడింది. భారతీయ వంటశాలలు మరియు గర్వించదగ్గ స్థానాన్ని ఆక్రమించిన ఒక విషయం మా వంటశాలలో ఊరగాయ ఉంది. అవును, మీరు సరిగ్గా విన్నారు. పిక్లింగ్ అనేది కూరగాయలు మరియు పండ్లను సంరక్షించే సాంప్రదాయక కళ మరియు శాస్త్రం వాటిని ఏడాది పొడవునా ఉపయోగించవచ్చు.

ఉప్పు, సుగంధ ద్రవ్యాలు మరియు సూర్యకాంతి – మా డాడీలు మరియు నానీలు తమ చుట్టూ సహజంగా లభించే ప్రతిదాన్ని ఉపయోగించారు, కాలానుగుణ ఉత్పత్తులు వ్యర్థం కాకుండా వాటి పోషక విలువలు మెరుగుపడతాయని నిర్ధారించడానికి. కాబట్టి వారు ట్రయల్ మరియు ఎర్రర్, సహనం మరియు పట్టుదలను ఉపయోగించారు మరియు ఈ విలువైన వెండి బహుమతిని ఊరగాయలు అని పిలిచారు, ఇవి ఇప్పుడు ఆధునిక పోషకాహార శాస్త్రం ద్వారా విటమిన్ కె (విటమిన్ డి ని శోషించడంలో సహకారకం), విటమిన్ ఎ (కంటిచూపు మరియు రోగనిరోధక శక్తి) యొక్క విలువైన వనరులు. ప్రోబయోటిక్ బ్యాక్టీరియా (హోస్ట్‌లో ఆరోగ్య ప్రయోజనాలను అందించే ప్రత్యక్ష జీవులు). సరే, ఇంకా చాలా ప్రయోజనాలు ఉన్నాయి:

- అవి ఆహార రుచి మరియు రుచిని పెంచుతాయి
- అవి శరీరం యొక్క జీర్ణక్రియలలో సహాయపడతాయి
- అవి విటమిన్లు, ఖనిజాలు మరియు యాంటీఆక్సిడెంట్ల విశ్వసనీయ మూలం.

- అవి శరీరానికి ఆరోగ్యకరమైన బ్యాక్టీరియాను అందిస్తాయి, ఇది శరీరానికి బి 12 వంటి విటమిన్లను ఉత్పత్తి చేయడాన్ని సులభతరం చేస్తుంది.

అవి ప్రేగు వ్యాధికారకాలు లేదా చెడు బ్యాక్టీరియా ద్వారా వలసరాజ్యం చెందకుండా చూస్తాయి.

అయితే, ఊరగాయ మరియు దాని ప్రయోజనాలను ఎక్కువగా ఉపయోగించు కోవడానికి, దీనిని దహీ లాగా సంప్రదాయ వంటకాలను ఉపయోగించి ఇంట్లో తయారు చేయాలి. సాంప్రదాయకంగా పిక్లింగ్‌లో సరైన పండు లేదా కూరగాయలను ఎంచుకోవడం, ఒక నిర్దిష్ట మార్గంలో కత్తిరించడం, కడగడం లేదా బ్లాంచింగ్ చేయడం, రెసిపీ ప్రకారం ఉ ప్పు మరియు నూనె (లేదా ఉప్పు, సున్నం మరియు నీరు) జోడించడం మరియు ఎండలో ఆరబెట్టడం వంటివి ఉంటాయి. శివరాత్రి తర్వాత ఊరగాయలు మరియు పాపాడ్లు కూడా తయారుచేయడం సరైన సమయం, ఎందుకంటే ఈ ప్రక్రియలో సూర్యకాంతి సరైనది.

గమనికలు

1. గుర్తుంచుకోండి, సరైన మొత్తంలో ఉప్పు మరియు నూనె లేకుండా, ఊరగాయలు చెడిపోతాయి, ఎందుకంటే తప్పుడు బ్యాక్టీరియా పెరుగుతుంది. మరియు మీరు బిపి గురించి ఆందోళన చెందుతుంటే, బిస్కెట్లు మరియు కుకీలను నివారించండి. బయట కేటింగ్ చేయడం మరియు వ్యాయామం చేయకపోవడం, కానీ ఊరగాయలు కాదు. ఊరగాయల నుండి ఆరోగ్యకరమైన బ్యాక్టీరియా ముఖ్యంగా మధుమేహం మరియు గుండె జబ్బులకు కూడా ఉపయోగపడుతుంది.

2. అయితే మీరు ఊరగాయ లాంటి ఊరగాయ తినాలి. మీకు ఇప్పుడు తెలిసినది మీ భోజనంలో ఒక చిన్న భాగం, ప్రధాన విషయం కాదు. దాల్-రైస్ లేదా దహీ -రైస్‌తో కొద్దిగా ఊరగాయ మీ శరీరానికి సరైన మరియు ముందు ప్రోబయోటిక్ కాంబోని అందిస్తుంది మరియు మీ గట్‌ను చేరుకున్నప్పుడు లైవ్ బ్యాక్టీరియా చనిపోకుండా చూస్తుంది.

కాబట్టి మీరు దేని కోసం ఎదురు చూస్తున్నారు? ప్రాక్టీస్ చేయండి మరియు ఊరగాయ తయారీ యొక్క విరగని గొలుసును తరువాతి తరానికి అందించండి. అల్పాహారం, భోజనం లేదా విందులో మీ జీవితాన్ని సుగంధం చేయడానికి కనీసం ఒక మిలీనియల్‌ని ఎలా తయారు చేయాలో నేర్పించండి మరియు మీ భోజనంలో ప్రతిరోజూ ఉపయోగించండి. సంతోషంగా తినడం.

తరచుగా అడిగే ప్రశ్నలు

ప్ర. బిపి ఉన్నవారు ఊరగాయలు తీసుకోవచ్చా? ఉప్పు/సోడియం కాజ్?

జ. అవును, వారు చేయగలరు, కానీ పిల్ల ఊరగాయ వంటి ఊరగాయ, అంటే ఆహారంలో రుచి మరియు ఆకృతిని పెంచడానికి ప్రధాన భోజనంలో చిన్న భాగం. బిపికి సంబంధించినంత వరకు, మీరు తప్పించుకోవలసినది బిస్కెట్లు మరియు కుకీలు, క్యాటింగ్ వంటి ప్యాక్ చేయబడిన మరియు ప్రాసెస్ చేయబడిన ఆహారాలు, రెస్టారెంట్లు మరియు నిశ్చల జీవనశైలిలో.

ప్ర. మనకు అల్సర్లు ఉంటే ఊరగాయలు వేయవచ్చా?

జ. అవును, మీరు చేయవచ్చు. స్నేహపూర్వక గట్ బ్యాక్టీరియాలో వైవిధ్యం లేకపోవడం మరియు విటమిన్లు సి మరియు బి 12 మరియు జింక్ వంటి ఖనిజాలు వంటి సూక్ష్మపోషకాల లోపాల కారణంగా తరచుగా అల్సర్ వస్తుంది. ఇంట్లో తయారుచేసిన ఊరగాయ స్నేహపూర్వక బ్యాక్టీరియా, ఖనిజాలు మరియు విటమిన్లకు మంచి మూలం. అల్సర్ల విషయంలో, దహీ బియ్యంతో ఊరగాయ వేయండి.

ప్ర. అసిడిటీ ఉన్నవారు పచ్చళ్లు తినవచ్చా?

జ. అవును, వారు చేయగలరు, కానీ వారు అసిడిటీ సమస్యను పరిష్కరించడానికి భోజనం, నిశ్చల జీవనశైలి మరియు నిద్ర సరిగా లేకపోవడం వంటి వాటి మధ్య సుదీర్ఘ అంతరాలను నివారించాలి.

ప్ర. నేను ఊరగాయలు తింటే నాకు బ్రేక్ అవుట్స్ వస్తాయి. నేనేం చేయాలి?

జ. ఊరగాయ సరైన పదార్థాలతో ఇంట్లో తయారు చేయబడిందో మరియు సరైన టెక్నిక్‌తో తయారు చేయబడిందో తనిఖీ చేయండి. జంక్ ఫుడ్ తినడం మానుకోండి, ముఖ్యంగా అర్ధరాత్రి.

ప్ర. నా గొంతు నొప్పిగా ఉన్నందున పుల్లని ఏదైనా తినడం నాకు ఇష్టం లేదు. నేను ఊరగాయలు ఎలా తినగలను?

జ. మీరు మీ ప్రధాన భోజనంలో ఒక దానితో పాటు చిన్న పరిమాణంలో ఊరగాయను తినవచ్చు. అలాగే, అన్ని ఊరగాయలు పుల్లగా ఉండవు, కొన్ని తీపి, చేదు లేదా ఘాటుగా ఉంటాయి. మీరు వాటిని సురక్షితంగా ప్రయత్నించవచ్చు.

ప్ర. మనం ఊరగాయలను రిఫ్రిజిరేటర్‌లో నిల్వ చేస్తే, అవి ఇంకా ఆరోగ్యకరమైన బ్యాక్టీరియాను నిలుపుకుంటాయా?

జ. మీరు సమయం పరీక్షించిన పద్ధతులను ఉపయోగించి ఊరగాయలను తయారు చేసినట్లయితే, మీరు వాటిని ఫ్రిజ్‌లో ఉంచాల్సిన అవసరం లేదు. కాబట్టి ఉప్పు మరియు నూనె భయాన్ని అధిగమించండి మరియు ఊరగాయను దాని మహిమతో ఆస్వాదించండి.

ప్ర. ఊరగాయల్లో ఉపయోగించే నూనె కూడా ముఖ్యమా?

జ. అవును, అది చేస్తుంది, ఫిల్టర్/కోల్డ్ ప్రెస్డ్/కచ్చి ఘనీ మీ ప్రాంతంలోని సాంప్రదాయ నూనెలు మస్టర్డ్, టిల్, వేరుశనగ, కొబ్బరి మొదలైనవి ఉత్తమంగా పని చేస్తాయి.

ప్ర. మనం రెడీమేడ్ ఊరగాయ మసాలాను ఉపయోగించవచ్చా?

జ. సుగంధ ద్రవ్యాలు ఊరగాయ యొక్క ప్రధాన భాగాన్ని ఏర్పరుస్తాయి. ప్రతి మసాలా యొక్క నిష్పత్తి ఊరగాయగా ఉండే పండు, కూరగాయలు లేదా మూలికలకు అనుగుణంగా ఉంటుంది. ఆదర్శవంతంగా వాటిని తాజాగా ఇంట్లో రుబ్బు; అది సాధ్యం కాకపోతే, స్థానికంగా యాజమాన్యంలోని దుకాణం లేదా చిన్న మహిళా సహకార సంఘం నుండి మసాలాను పొందండి.

11వ వారం మార్గదర్శకం: మంచి నిద్ర యొక్క 3 అలవాట్లను అనుసరించండి.

మంచి ఆరోగ్యానికి అత్యంత నిర్లక్ష్యం చేయబడిన మరియు తక్కువగా అంచనా వేయబడిన అంశాలలో ఒకటి మంచి నాణ్యమైన నిద్ర. మీ రోగనిరోధక శక్తిని పెంపొందించ దానికి మరియు అనారోగ్యం నుండి కోలుకోవడానికి మీకు సహాయపడే సామర్థ్యం మీరు తినే ఆహారం లేదా మీరు తీసుకునే ఔషధం కంటే ఎక్కువ కాదు. మేము దాని విలువను మరచి ఉండవచ్చు లేదా మన ఆరోగ్యం కోసం చేసే అద్భుతాల పట్ల ప్రశంసలు కలిగి ఉండకపోవచ్చు, కానీ మన పూర్వీకులు చాలా తెలివైనవారు. అన్ని ప్రాచీన సంస్కృతులు నిద్రను ప్రాముఖ్యమైనవిగా భావించాయి, శరీరానికి మాత్రమే కాకుండా మనసుకు కూడా దాని పునరుజ్జీవన లక్షణాల గురించి తెలుసు, మరియు మంచి నాణ్యమైన నిద్ర ఉండేలా చాలా జాగ్రత్తలు తీసుకున్నారు, సైన్స్ చివరకు నిద్ర యొక్క ప్రాముఖ్యతను డికోడ్ చేస్తోంది మరియు మంచి నిద్ర ద్వారా సానుకూలంగా ప్రభావితం చేయని ఒక శారీరక పనితీరు, ఒక అవయవం లేదా హార్మోన్ ఎలా లేదని పరిశోధన నిశ్చయంగా నిరూపించింది.

అయితే మనకు మంచి నిద్ర వస్తుందని ఎలా నిర్ధారించాలి? మళ్లీ, మా పూర్వీకులు వారు మాకు ఇచ్చిన కొన్ని సులభమైన, ఆచరణాత్మక మరియు సమయ పరీక్షా పద్ధతులకు కృతజ్ఞతలు చెప్పాలి. ఈ మార్గదర్శకం ఆ జ్ఞానంలో మునిగిపోతుంది మరియు ప్రస్తుత పరిస్థితిని పరిశీలిస్తే, మంచి నిద్ర యొక్క మూడు అలవాట్లతో వస్తుంది. ఇవి :

- మీ నిద్రవేళను సరిచేయండి

- వేప ఆకులు లేదా జాజికాయతో గోరువెచ్చని నీటి స్నానం

- మీ అరికాళ్లపై నెయ్యి

ఎందుకు?

1. స్థిర నిద్రవేళ (మరియు ఆదర్శంగా మేల్కొనే సమయం కూడా). ఆయుర్వేదం దినాచార్యకు లేదా జీవితంలో సమయపాలన పాటించే దినచర్యకు చాలా ప్రాముఖ్యతను ఇస్తుంది. వ్యాపారంలో లేదా విద్యావేత్తలలో ఇది ముఖ్యం అని మనమందరం అర్థం చేసుకున్నాము, కానీ ఆరోగ్యం విషయానికి వస్తే దాని పూర్తి వైభవంతో మేము దానిని అభినందించము. స్థిరమైన (మరియు ప్రారంభ) నిద్రవేళతో పాటు నిద్రపోయే సమయంతో పాటు మీ శరీరం సహజ లయలతో సమకాలీకరించడానికి సహాయపడుతుంది, జీర్ణక్రియను మెరుగుపరుస్తుంది మరియు వ్యాధులు మరియు వృద్ధాప్యాన్ని నివారించడంలో సహాయపడుతుంది.

2. వేప ఆకులు లేదా జాజికాయతో గోరువెచ్చని నీటి స్నానం. ఇన్ఫెక్షన్లతో పోరాడే మరియు మీ రోగనిరోధక శక్తిని పెంచే సామర్థ్యం కోసం వేపను భారత దేశంలో జరుపుకుంటారు. జాజికాయ కూడా యాంటీఆక్సిడెంట్లు మరియు శోథ నిరోధక లక్షణాలకు ప్రసిద్ధి చెందింది. ఈ లేదా ఈ రెండింటిలో ఏదో ఒక దానితో రాత్రి వేడిగా స్నానం చేయడం వలన మీ మనస్సులో ప్రశాంతత మరియు బలంగా అనిపిస్తుంది మరియు నిద్రను ఆప్టిమైజ్ చేయడానికి సహాయపడుతుంది.

3. పాదాల అరికాళ్లపై నెయ్యి రుద్దండి. ముఖ్యంగా పొట్ట ఉబ్బరంగా మరియు రాత్రిపూట గ్యాస్‌గా అనిపించే వారికి ఇది చాలా ప్రయోజనాలను కలిగి ఉంది. ఇది మీ రాజ్యాంగంలో సమతుల్యతను కూడా తీసుకువస్తుంది మరియు ఆందోళన మరియు అలసట మిమ్మల్ని పట్టుకున్నప్పుడు ప్రత్యేకంగా ఉపయోగపడుతుంది. ఇది నిద్ర నాణ్యతను మెరుగుపరచడానికి దారితీస్తుంది మరియు మీరు డైసీ లాగా తాజాగా మేల్కొనేలా చేస్తుంది. సంప్రదాయకంగా, మీ కాళ్లపై నెయ్యిని రుద్దడానికి ప్రత్యేకమైన వేటి (కన్స్య) కూడా ఉంది.

ఈ మూడు అలవాట్లు కాకుండా, ప్రతిరోజూ ప్రాథమిక నిద్ర
పరిశుభ్రతను పాటించడం మంచిది.

- విందు మరియు నిద్రవేళ మధ్య 2–3 గంటల గ్యాప్ ఉంచండి
  (సరిగ్గా తినే నాలుగు సూత్రాలలో ఒకటి)
- నిద్రించడానికి 60 నిమిషాల ముందు గాడ్జెట్లు లేవు (2018 ప్రాజెక్ట్ నుండి
  మార్గదర్శకం)
- రాత్రిపూట హల్దీ పాలు తీసుకోండి (ఈ సంవత్సరం నుండి మార్గదర్శకం)
- బాగా వెంటిలేషన్, చల్లని మరియు చీకటి గదిలో పడుకోండి
- నిద్రపోయే ముందు ప్రార్థన చేయండి
- మంచి అనుభూతి చెందడానికి బాగా నిద్రపోండి!

12వ వారం మార్గదర్శకం : వంటగదిలోని లోహాలను బయటకు తీసుకురండి.

వారు చెప్పేది, మరియు సరిగ్గా, ఆ నుండి మంచి ఆరోగ్యం మొదలవుతుంది వంటగది. మరియు మన చేతుల్లో సమయం కూడా ఉన్నట్లు అనిపిస్తుంది. ఇప్పుడే మా వంటశాలలను తిరిగి కనుగొనండి. కాబట్టి నేను మీకు ఏమి కోరుకుంటున్నానో ఇక్కడ ఉంది. ఆ అల్మారాలు తెరిచి, మీ వారసత్వ వంట సామాగ్రిని బయటకు తీసుకురండి.

సరైన పాత్రలు, సరైన ప్లేట్లు మరియు సరైన గ్లాసెస్ మీ చర్మానికి, రోగనిరోధక శక్తికి మరియు మీ జీర్ణక్రియకు కూడా చాలా తేడాను కలిగిస్తాయి. మీరు బయటకు తీసుకురావాలని నేను సిఫార్సు చేసే మూడు విషయాలు ఇక్కడ ఉన్నాయి (మరియు ఎందుకు):

1. ఐరన్ కఢాయి మరియు తవ : సబ్జీ మరియు రోటీల తయారీకి – మెరుగైన
   Hb మరియు తక్కువ అలసట. ముఖ్యంగా పిల్లలు మరియు చర్మం మరియు
   జుట్టు ఆరోగ్యం తక్కువగా ఉన్న ఎవరికైనా.

2. పిటల్ పాట్స్ : దాల్స్ మరియు కిచ్డిస్ తయారీకి – మెరుగైన రుచి మరియు
   జీర్ణక్రియ కోసం.

3. వెండి లేదా కంసా ప్లేట్లు/గ్లాసెస్ : ఆహారం మరియు నీరు త్రాగడానికి
   నిరూపితమైన యాంటీమైక్రోబ్రయల్ లక్షణాలు మరియు రోగనిరోధక శక్తిని
   పెంచడానికి ప్రసిద్ధి.
   తో శుభ్ కామ్ మే దేరీ కైసీ?

అనుబంధం 1 :

12 వారాల ఫిట్‌నెస్ ప్రాజెక్ట్ కోసం కొన్ని సూచనలు

అర్రెడోండో, ఎ అజర్, ఎ మరియు రెకామన్, A.L. 'డయాబెటిస్, లాటిన్ అమెరికాలో ఆరోగ్య వ్యవస్థలపై అధిక ఎపిడెమియోలాజికల్ మరియు ఆర్థిక భారం ఉన్న ప్రపంచ ప్రజారోగ్య సవాలు' *గ్లోబల్ పబ్లిక్ హెల్త్* 2018, 13: 780–87.

బస్సింగ్, ఎ. మరియు ఇతరులు. మానసిక మరియు శారీరక ఆరోగ్యంపై యోగా ప్రభావాలు: సమీక్షల సంక్షిప్త సారాంశం. *ఎవిడెన్స్–బేస్డ్ కాంప్లిమెంటరీ మరియు ఆల్టర్నేటివ్ మెడిసిన్* 2012: 165410.

ఫుడ్ ప్లానెట్ హెల్త్, సస్టెనబుల్ ఫుడ్ సిస్టమ్స్ నుండి ఆరోగ్యకరమైన ఆహారాలు. http://eatforum.org/content/upload/2019/01/EAT-Lancet_Commission_ Summary_Report.pdf

జంగ్, S.I.,et al. భంగిమ మరియు శ్వాస పనితీరుపై స్మార్ట్‌ఫోన్ వినియోగ సమయం ప్రభావం, *జర్నల్ ఆఫ్ ఫిజికల్ థెరపీ సైన్స్* 2016, 28: 186–89.

లీ, హెచ్‌వై, మరియు ఇతరులు. 'జీవక్రియ ఆరోగ్యం ఊబకాయం కంటే ఊపిరితిత్తుల పనితీరు తగ్గదంతో మరింత దగ్గరగా ఉంటుంది. *PLoS ONE* 2019, 14:ఎ209575.

నిక్లాస్, T.A., ఒనీల్, C.E., మరియు ఫుల్గోని, V.L. వరి వినియోగం మెరుగైన పోషక తీసుకోవడం మరియు ఆహారంతో ముడిపడి ఉంటుంది. పెద్దలలో నాణ్యత : నేషనల్ హెల్త్ అండ్ న్యూట్రిషన్ ఎగ్జామినేషన్ సర్వే (NHANES) 2005–2010 ఫుడ్ అండ్ న్యూట్రిషన్ సైన్సెస్ 2014, 5. 525–32.

నిక్లాస్, T.A., ఓనీల్, C.E. మరియు ఫుల్గోని, V.L., పెద్దలలో స్నాకింగ్ నమూనాలు, ఆహార నాణ్యత మరియు హృదయనాళ ప్రమాద కారకాలు, BMC *పబ్లిక్ హెల్త్* 2014, 14:388.

Njike, VY, మరియు ఇతరులు. 'చిరుతిండి ఆహారం, సంతృప్తి మరియు బరువు, *పోషకాహారంలో పురోగతి* 2016, 7:866–78.

పార్క్, జె. మరియు ఇతరులు. ఊబకాయం యొక్క మార్కర్‌గా నడుము చుట్టుకొలత శరీరం కంటే కారోనరీ ఆర్టరీ కాల్సిఫికేషన్‌ను ఎక్కువగా అంచనా వేస్తుంది. స్పష్టంగా ఆరోగ్యకరమైన కొరియన్ పెద్దలలో మాస్ ఇండెక్స్: ది కాంగ్‌బుక్ శామ్‌సంగ్ హెల్త్ స్టడీ, *ఎండోక్రినాలజీ మరియు మెటబాలిజం* 2016, 31:559–66.

పెమ్, డి; మరియు జీవన్, R. పండ్లు మరియు కూరగాయలు తీసుకోవడం: పోషకాహార విద్య జోక్యాల ప్రయోజనాలు మరియు పురోగతి: కథన సమీక్ష కథనం. *ఇరానియన్ జర్నల్ ఆఫ్ పబ్లిక్ హెల్త్* 2015, 44:1309–21.

శర్మ, హెచ్, జాంగ్, X, మరియు ద్వివేది, సి. 'నెయ్యి ప్రభావం (స్పష్టమైన వెన్న) సీరం లిపిడ్ స్థాయిలు మరియు మైక్రోసోమల్ లిపిడ్ మీద పెరాక్సిడేషన్, ఆయు 2010, 31:134–40.

స్టెఫాన్, ఎన్. మరియు ఇతరులు. 'మానవులలో జీవక్రియ నిరపాయమైన ఊబకాయం యొక్క గుర్తింపు మరియు లక్షణం, *ఇంటర్నల్ మెడిసిన్ ఆర్కైవ్స్* 2008, 168: 1609–16.

స్టెఫాన్, ఎన్. మరియు ఇతరులు. జీవక్రియ ఆరోగ్యకరమైన ఊబకాయం. ఎపిడెమియాలజీ, మెకానిజమ్స్ మరియు క్లినికల్ చిక్కులు, *లాన్సెట్ డయాబెటిస్ ఎండోక్రినాలజీ* 2013, 1:152–62.

థాంప్సన్, R.C. మరియు ఇతరులు. ప్లాస్టిక్‌లు, పర్యావరణం మరియు మానవ ఆరోగ్యం: ప్రస్తుత ఏకాభిప్రాయం మరియు భవిష్యత్తు పోకడలు, *రాయల్ సొసైటీ యొక్క తత్వశాస్త్ర లావాదేవీలు B బయోలాజికల్ సైన్సెస్* 2009, 364:215966.

వెస్ట్‌కాట్, W.L. ప్రతిఘటన శిక్షణ ఔషధం: ఆరోగ్యంపై శక్తి శిక్షణ ప్రభావాలు, *ప్రస్తుత స్పోర్ట్ మెడిసిన్ నివేదికలు* 2012, 11:209–16.

అనుబంధం 2

పాల్గొనేవారి నుండి అభిప్రాయం

రేఖా బి.ఎస్. - మొదటి వారం ముగింపు, శక్తి స్థాయి పెరిగింది, & చికాకులు తగ్గాయి, ఖచ్చితంగా.

అపర్ణ బి. ఆస్థానా - హాయ్, నేను మీకు ఉన్న ఒక సాధారణ ఉదాహరణ ఉటంకించబడినది - ప్రతి భోజనం తర్వాత తీపి కోరికలతో ఒకటి మరియు చాలా తక్కువగా ఉంటుంది. రోజు భోజనం/సాయంత్రం గంటల తర్వాత శక్తి. నిజానికి ఇటీవల కలిగి మెడికల్ చెకప్ ద్వారా కూడా వెళ్లాలని అనుకున్నారు. అయితే, ప్రతి ఉదయం అరటిపండు మొదటిది మొదలుపెట్టాను మరియు నేను ఒకదాన్ని చూశాను తీవ్రమైన మార్పు. తీపి కోరికలు లేవు మరియు అదే శక్తితో రోజంతా స్థాయి.

ముబీన్ అమీనా అజిమ్ - నేను భోజనానికి తియ్యగా ఏమీ కోరుకోలేదు, నా దగ్గర స్వీట్లు ఉన్నా, వాటిని కలిగి ఉండలేదు, అది పెద్ద విజయం, ఒక సాధారణ అరటి ఏమీ చేయగలదు.

తనిషా తనిషా - నేను ఇప్పుడు జీవించలేని టీ కోసం కోరికను ఆపేసాను.

లవ్నా బజాజ్ సాల్వే తరువాత వారం 2 మార్గదర్శకాలను నేను ఖచ్చితంగా ఇష్టపడుతున్నాను. భోజనాల మధ్య ఆకలి లేదు మరియు రోజంతా చక్కెర కోరిక ఉండదు.

జ్యోతి భాటే చఢ్రా - నేను నెయ్యి భాగాన్ని ప్రేమిస్తున్నాను, అది యమ్ మరియు నేను ఇప్పటికే శక్తివంతంగా ఉన్నాను మరియు అలసట భావన పోయింది.

డాక్టర్ ఫర్హీన్ ఖాన్ - నేనే వైద్యురాలిని మరియు నెయ్యికి భయపడేదాన్ని! నేను దానితో మొదలుపెట్టాను మరియు ఇప్పుడు చాలా బాగున్నాను.

భవానా అరోరా – నెయ్యిని మళ్లీ గుర్తు చేసినందుకు నా కీలక అవయవాలన్నీ మీకు కృతజ్ఞతలు తెలుపుతున్నాయి. ఈ చిట్కాను అనుసరించి రెండు రోజులు మాత్రమే అయ్యింది మరియు అప్పటికే నా కడుపు ప్రశాంతంగా ఉంది మరియు నిండినట్లు అనిపిస్తుంది. మరియు వాష్రూమ్‌లో తక్కువ సమయం ఉదయం తాజా అనుభూతిని పొందుతున్న అనుభూతి, ఇది దైవిక అనుభూతి.

వి.స్నేహ – నేను 2వ వారం నుండి రెండు చిట్కాలను పాటించడం మొదలుపెట్టాను మరియు భోజనం తర్వాత స్వీట్స్ కోసం కోరికను మానేశాను. మన శరీరాలకు ఏమి అవసరమో ఖచ్చితంగా తెలుసుకుని, రోజువారీ జీవితంలో చిన్న మార్పులతో మనపై శ్రద్ధ పెట్టడానికి చాలా ధన్యవాదాలు.

ప్రీతి స్వామి – నేను యుగాలలో నా మొదటి గాడ్జెట్ లేని భోజనం చేసాను! ఆహారం ఇంద్రియ ఆనందం అని ప్రజలు ఎప్పుడు చెప్పారో నాకు అర్థం కాలేదు. ఈరోజు, నాకు అర్థమైంది. ఎలాంటి పరధ్యానం లేకుండా, నా అల్పాహారం చాలా బాగుంది, గొప్ప వాసన వచ్చింది మరియు అద్భుతమైన రుచిగా ఉంది!!!

స్మిత ఒబెరాయ్ – భంగిమను నిర్వహించడం చాలా కష్టమైన భాగం కానీ అన్ని ప్రయత్నాలకు విలువైనది. దానిని నిజాయితీగా అనుసరించడానికి నా వంతు ప్రయత్నం చేస్తున్నాను !! గాడ్జెట్‌లు లేని భోజనం మనందరికీ అద్భుతమైన అనుభవం ఇంద్రియాలు అప్రమత్తంగా మరియు చురుకుగా ఉంటాయి.

రిచా రంజన్ – దీన్ని PC లో చదువుతోంది. మీ 3వ వారం మార్గదర్శకం నుండి నా మొబైల్ వినియోగం 50% తగ్గింది. 8 గంటల తర్వాత, మొబైల్ అనేది ముఖ్యమైన కాల్‌లను స్వీకరించడం మాత్రమే. ఇతర వ్యాపారం లేదు.

నీతా కనని – నేను అన్ని మార్గదర్శకాలను అనుసరిస్తున్నాను, అవి అద్భుతంగా ఉ న్నాయి. అవి ఎప్పుడు అలవాటు అయ్యాయో తెలియదు. నిద్రవేళకు ముందు గాడ్జెట్ లేని అలవాటు అద్భుతమైనది, నేను స్వీయ సమయాన్ని గడుపుతాను. ఫలితాలు ఒత్తిడిని తగ్గిస్తాయి మరియు కలలు స్పష్టంగా, గాఢ నిద్ర మరియు సానుకూలతను కలిగి ఉంటాయి.

చిత్ర చంద్రశేఖరన్ – గైడ్‌లైన్ 3 విందు సమయానికి బాగా పనిచేస్తుంది. ఇది నిజంగా భాగం నియంత్రణలో సహాయపడుతుంది.

ప్రగతి పాండే – నేను ఈ సంవత్సరం ప్రారంభంలో మీ 12 వారాల మార్గదర్శకాలను అనుసరించడం ప్రారంభించాను. నా పీరియడ్ మరియు PMS సమస్యలు ఆ సమయంలో భయంకరమైనవి, ఇప్పుడు సంవత్సరం చివరలో,

మార్గదర్శకాలను అనుసరించిన తర్వాత నా జీవితం ఎంత సరళంగా మారిందో నేను గ్రహించాను. నా సమస్యలుపోయాయి. మరియు ఈ సంవత్సరం నాకు 11 పీరియడ్స్ వచ్చాయి. అది నాకు చాలా పెద్ద విజయం. నేను ఎప్పుడూ మంచి అనుభూతి చెందలేదు.

డాక్టర్ వైశాలి చిఖాలికర్ – 1 నేను ఫిట్నెస్ ప్రాజెక్ట్ను అనుసరించినప్పటి నుండి నాలో గొప్ప మార్పును అనుభవిస్తున్నాను. డిసెంబర్లో & 9.14. ఇప్పుడు ఈరోజు నేను 12 మార్గదర్శకాలను విజయవంతంగా పూర్తి చేసిన తర్వాత మళ్ళీ తనిఖీ చేసాను మరియు అది 7.97.

సుభాశ్రీ శ్రీనివాస్– నేను మీ మార్గదర్శకాలాన్నింటినీ అనుసరించడానికి ప్రయత్నించాను మరియు నేను వీలైనంత వరకు వాటిని కొనసాగిస్తున్నాను. మొదటి వారం నుండే కడుపు ఉబ్బరం తగ్గడాన్ని నేను గమనించాను లేదా 17.1 లో నాకు అడినోమియోసిస్ ఉన్నట్లు నిర్ధారణ అయింది, నా పీరియడ్స్ సమయంలో చాలా రుతుస్రావపు నొప్పితో బాధపడ్డాను, ఆ మేరకు నేను కనీసం ఒకరోజు సెలవు తీసుకొని మంచం మీద ఉండాల్సి వచ్చింది. ఇది ఋతు చక్రం రెండవ భాగంలో అజీర్ణం మరియు మలబద్ధకాన్ని కూడా కలిగించింది. ప్రతిరోజూ కుంకుమపువ్వుతో బాదం/ఎండుద్రాక్షను తీసుకున్న తర్వాత, ఉబ్బరం మరియు అజీర్ణం చాలా వరకు తగ్గినట్లు నేను గమనించాను.

మరియు నా చివరి కాలంలో, నొప్పి గణనీయంగా తగ్గింది! నా అంతటా నొప్పితో బాధపడాల్సి ఉంటుందని నేను అనుకున్నాను జీవితం. కానీ నా చివరి పీరియడ్‌తో, ఫైన్‌లో అవుతుందనే ఆశ నాకు ఉంది మీ మార్గదర్శకాలు, నా ఆహారంతో సమాచారం ఎంపిక చేసుకోండి మరియు జీవనశైలి, నేను ఈ సమస్యను అధిగమించ గలను.

శాంతల నగేష్ – గత 8 సంవత్సరాల నుండి నా పీరియడ్స్ సమయంలో నేను తీవ్రమైన రక్తస్రావాన్ని ఎదుర్కొంటున్నాను. చాలా ధన్యవాదాలు, గత 2 నెలల నుండి ఇది చాలా సాధారణమైనది.

వర్ష గుగలే – నేను అన్ని మార్గదర్శకాలను అనుసరిస్తున్నాను. నేను రైస్ దిల్ ఖోల్ కే తినడం మొదలుపెట్టాను. మీరు నమ్మరు కానీ గత 2–3 నెలల నుండి నేను 5 కిలోలు తగ్గాను. నేను రోజంతా శక్తివంతంగా ఉండడం ప్రారంభించాను. పీరియడ్ నొప్పి లేదు, మొదట్లో సూర్యాస్తమయం తర్వాత నా కాళ్లు నొప్పిగా ఉన్నాయి, కానీ ఇప్పుడు ఎక్కువ నొప్పి లేదు, ఆరోగ్య లాభం మాత్రమే.

ప్రియా – మధ్యాహ్న భోజనం మరియు రాత్రి భోజనం తర్వాత నేను ఒక

చెంచా నెయ్యి మరియు బెల్లం తినడం మొదలుపెట్టిన తర్వాత నాకు తీపి కోరికలు మాయమయ్యాయని నేను పేర్కొనాలనుకుంటున్నాను.

సునీతా జెండే – ఫిట్‌నెస్ ప్రాజెక్ట్ 2018ని ప్రారంభించినందుకు చాలా ధన్యవాదాలు. నేను శిశువులా నిద్రపోవడం ప్రారంభించాను, ధన్యవాదాలు చాలా.

డిన్నా మొరేస్ – తినేటప్పుడు కూడా నేను చదవడానికి ఇష్టపడతాను కాబట్టి, భోజన సమయాలలో గాడ్జెట్ లేకుండా ఉండటం గురించి ఆ మార్గదర్శకాన్ని అనుసరించడం ఆమోదయోగ్యమైనది! నేను కొన్ని సార్లు జారిపోయాను, కానీ ఇప్పుడు నేను నిశ్శబ్దంగా తింటాను. మరియు అది ఎంత వ్యత్యాసాన్ని సృష్టించింది! నేను స్వయం చాలకంగా తక్కువ తింటాను మరియు నా ఆహారాన్ని ఎక్కువగా ఇష్టపడతాను. నేను తినేటప్పుడు కుటుంబ సంభాషణలో పాల్గొంటాను. (నా ఫోన్ వైపు నా తల కోణంతో లాస్ కాదు, బుద్ధి లేకుండా నా నోటిలో ఆహారాన్ని పారేస్తుంది.) వాస్తవానికి, నేను ఇప్పుడు నిద్రపోయే గంట ముందు ఏ గాడ్జెట్‌లను ఉపయోగించను మరియు అది నాకు బాగా నిద్రపోవడానికి సహాయపడింది మరియు మరింత అద్భుతంగా, అలారం లేకుండా స్వయంచాలకంగా మేల్కొంటుంది! అద్భుతాలు ఎన్నటికీ ఆగవు.

ఇజ్ఞా గుల్ – నాకు గాడ్జెట్ సమయాన్ని తగ్గించడం మరియు నేను నిద్రించడానికి అరగంట ముందు చూడకపోవడం చాలా తేడాను కలిగిస్తుంది. నేను ఎల్లప్పుడూ ఉదయం సగం నిద్రపోతున్నాను కానీ రెండవ రోజు నేను నిద్రపోయే ముందు గాడ్జెట్‌ని నివారించడం మొదలుపెట్టినప్పుడు చాలా వ్యత్యాసం ఏర్పడింది, మరియు ఈ చిన్న విషయం నా సాధారణ రోజువారీ కార్యకలాపాలపై పెద్ద ప్రభావం చూపుతోందని తెలిసి ఆశ్చర్యపోయాను.

దేవలీనా దాస్ – మేము, భార్యాభర్తలిద్దరూ, మీ ఫిట్‌నెస్ ప్రాజెక్ట్ 2018ని అనుసరిస్తున్నాము. సాధారణంగా నేను యాసిడ్ రిఫ్లక్స్‌తో బాధపడుతున్నాను. మీకు ధన్యవాదాలు, ఇప్పుడు అరటిపండు కారణంగా 4–6 గంటలకు నియంత్రణలో ఉంది. ఆరోగ్యకరమైన ఆహారం.

సుచిత్ర గోఖలే జవళ్లేకర్ – ఉదయం అరటిపండు/ఎండుద్రాక్ష తినడం, సాయంత్రం 4 నుండి 6 గంటల వరకు స్నాక్స్ మరియు మూడు మై భోజనాలలో నెయ్యి – తీపి కోరికలు లేవు, శక్తి స్థాయిని పెంచుతుంది కాబట్టి వ్యాయామంలో క్రమబద్ధంగా, నిద్ర సమస్యను తగ్గిస్తుంది.

అనోమిత భౌమిక్ – ఇక్కడ భారీ మెరుగుదల. నేను ఎల్లప్పుడూ నడకను ఆస్వాదించాను, కానీ కొన్ని దశల తర్వాత నేను ఊపిరి పీల్చుకోవడానికి ఉపయోగించి

నందున మెట్లు ఎక్కడం ఆనందించలేదు. ఆరోగ్య అంశమే కాకుండా, నేను తరచుగా ఈ మెంటల్ లేజిన్‌లతో బాధపడుతున్నాను: ఇక్కడ నేను అనేక గమ్యస్థానాలకు టాక్సీలో వెళ్తాను (vs పబ్లిక్ ట్రాన్స్‌పోర్ట్‌ను నేను ఆలస్యం అవుతాను అని సమర్థించడం ద్వారా, కానీ మార్గదర్శకాన్ని చదివిన తరువాత, నేను మానసిక మార్పిడిని చేయగలిగాను. అక్కడ నేను పబ్లిక్ ట్రాన్స్‌పోర్ట్‌ను సాధ్యమైనంత వరకు తీసుకెళ్లాలని నిర్ణయించుకున్నాను. మరియు దీని అర్థం నేను ముందుగానే ప్లాన్ చేస్తున్నాను మరియు సాకులు చెప్పడం లేదు. నా రోజువారీ ప్రయాణాలలో ఎక్కువ భాగం ప్రజా రవాణాను చేర్చడం వలన, నా మార్గంలో వచ్చిన అన్ని మెట్లు (లేదా ఎస్కలేటర్‌లపై నిలబడి నిలబడటం) నేను ప్రారంభించాను. అకస్మాత్తుగా, నేను ప్రతిరోజూ 15–20 మెట్లను ఎలాంటి ఇబ్బంది లేకుండా చేయగలను మరియు వాస్తవానికి కొన్ని రోజులలో 40+ మెట్లు కూడా చేసాను. ఇప్పుడు ఎస్కలేటర్ మీద నిలబడి ఉండటం నాకు సోమరితనం మరియు వింతగా అనిపిస్తుంది.

నిషా ఎమ్ – నేను మీ మార్గదర్శకాలను అనుసరించడం మొదలుపెట్టి దాదాపు 4 నెలలు అయ్యింది. నేను చేస్తున్న తప్పును నేను అర్థం చేసుకున్నందుకు మీకు ధన్యవాదాలు. అలాగే, నేను నా మాట వినడం నేర్చుకున్నాను. నేను నా శరీరానికి అవసరమైన వాటిని ఖచ్చితంగా ఇస్తాను (తాజా మరియు స్థానిక ఆహారం క్రమం తప్పకుండా, రోజుకు 30 నిమిషాల వ్యాయామం క్రమం తప్పకుండా, సరైన నిద్ర). ఈ రోజు నాకు జలుబు లేదా గొంతు ఇన్‌ఫెక్షన్‌ల గురించి ఎలాంటి ఫిర్యాదులు లేవు.

మేఘనా రాయకర్ – ఇది అద్భుతం మరియు శక్తి శిక్షణ చేయడం చాలా బాగుంది. నేను ఎంత ఎక్కువ బరువులు పెంచుతానో నాకు మరింత విశ్వాసం లభిస్తుంది మరియు ప్రతిసారీ కొంచెం ఎక్కువ చేయాలనుకుంటున్నాను.

శ్రేయాసి శర్మ – ప్రతి ఒక్కరూ ఆరోగ్యంగా మరియు సంతోషంగా ఉండటానికి ఈ అవకాశాన్ని తెరిచినందుకు నేను మీకు కృతజ్ఞతలు చెప్పలేను. పిసిఒ రోగి అయినందున, శక్తి శిక్షణ యొక్క ప్రాముఖ్యతను నేను ఇప్పుడు అర్థం చేసుకున్నాను.

జ్యోతి లూత్రా – నేను నా వెయిట్ ట్రైనింగ్ చేయలేదు కానీ గైడ్‌లైన్ తర్వాత మొదలుపెట్టాను. బరువు శిక్షణ తర్వాత నేను 2 కిలోల బరువు పెరిగాను కానీ:

1. నేను చాలా శక్తివంతుడిని

2. వ్యాయామం చేస్తున్నప్పుడు నాకు ఊపిరాడనట్లు అనిపించదు.

3. నా కడుపు నుండి నేను అంగుళాలు కోల్పోయాను, ఎందుకంటే ఇది ఇప్పుడు ఉబ్బెత్తుగా కనిపించడం లేదు.

4. నేను నిటారుగా నిలబడినప్పుడు నా కడుపు చదునుగా కనిపిస్తుంది

5. మరియు నేను ఇప్పుడు ఉపయోగించని కాలు దాటి కూర్చోగలను.

అంజలి నాయర్ – నేను ప్రారంభించినప్పుడు 78 కిలోలు మరియు నడుము చుట్టూ 40 అంగుళలు ఉండేది. నేను 2 నెలల వ్యవధిలో కనిపించే మార్పులను గమనించడం ప్రారంభించాను. అప్పుడు నేను నా భర్తతో కలిసి వెళ్లాను మరియు ఫిట్‌గా మారాలనే నా కలలన్నీ పసిబిడ్డల సహాయం లేకుండా నిర్వహించడం పెద్ద పని మరియు వేరే దేనికీ సమయం లేదు. అయినప్పటికీ, నేను కలను పట్టుకున్నాను మరియు నేను చేయగలిగిన అన్ని మార్గదర్శకాలను అనుసరించాను. ఈ మొత్తం సంవత్సరంలో నేను అంచనా వేసినట్లయితే, మార్గదర్శకాలను అనుసరించే నా శాతం కేవలం 40% మాత్రమే, ఇప్పటికీ ఫలితాలు అద్భుతంగా ఉన్నాయి.

నిఖిల లంక – నేను కాలిఫోర్నియా నివాసిని. నేను ఇటీవల సెలవుల కోసం భారతదేశానికి వచ్చాను. నేను మీ 12 వారాల మార్గదర్శకాలను అనుసరించాను మరియు నేను సన్నగా మారిపోయాను మరియు నేను నా రెండు సంవత్సరాల బట్టలు ధరిస్తున్నాను. నేను నా నడుముని అంగుళాలలో కొలవను లేదా వెయిటింగ్ స్కేల్‌ని ఉపయోగించను. నేను గుడ్డిగా మార్గదర్శకాలను అనుసరించాను. నేను ఇంటికి తిరిగి వచ్చిన తర్వాత మాత్రమే సన్నగా ఉన్నానని తెలుసుకున్నాను.
సన్నబడటం అంత అప్రయత్నమైన పని అని ఎన్నడూ తెలియదు.

నేహా భాటియా – చాలా నిజాయితీగా చెప్పాలంటే, నేను మీ ఫిట్‌నెస్ ప్రాజెక్ట్ 2018 మార్గదర్శకాలను అనుసరించడం మొదలుపెట్టినప్పుడు, నేను ఓపెన్ మైండ్‌తో చేసాను, కానీ గతంలో నేను ఎన్ని ప్రయత్నాలు చేశానో, నా మనస్సు వెనుక నా సందేహం ఉంది. అయినప్పటికీ, మీరు చెప్పిన ప్రతి మాటను నేను విన్నాను. మరియు దానిని గ్రహించడానికి ప్రయత్నించాను. ఫలితం ఏమిటంటే, నేను సైజులు పడిపోయాను మరియు ఇప్పుడు L ధరించడం నుండి M వరకు మరియు అత్యుత్తమ భాగం ఏమిటంటే ఇది నమ్మదగినది. ఇది తిరిగి రాదని నాకు నమ్మకం ఉంది. నా డ్రెస్‌లను తగ్గించడానికి టైలర్‌కి వెళుతున్నాను మరియు వాటిలో మళ్లీ సరిపడకుండా ఉండే ప్రమాదం లేదు. (యాదృచ్ఛిక ప్రయోజనం ఏమిటంటే, నాకు కొత్త పైసా ఖర్చు లేకుండా కొత్త వార్డ్‌రోబ్ ఉందని నేను భావిస్తున్నాను:) నేను ఒక చిన్న సెలవు నుండి తిరిగి వచ్చాను కాబట్టి నేను మొత్తం బరువును తిరిగి పొందే ప్రమాదాన్ని అమలు చేయను (నేను ఇప్పుడే చేసాను మరియు 9 రోజులు అన్ని భోజనాలు తిన్నారు కానీ వెర్రి బరువు పెరగలేదు)

రశ్మి మ్మహాజన్ – నేను ఎల్లప్పుడూ ప్రతి భోజనం మరియు విందులో తెల్ల అన్నం తింటాను. నెయ్యి ఎప్పుడూ ఉంటుంది. జీర్ణక్రియతో నాకు చాలా సహాయపడింది మరియు శుభవార్త జీరో ఉబ్బరం.

పూర్ణిమ మంద! షాహి – దీనికి ధన్యవాదాలు! నేను కొన్ని నెలల నుండి నెయ్యితో పప్పు అన్నం తింటున్నాను మరియు అది నా జీర్ణశక్తిని మెరుగుపరిచింది మరియు ఇప్పుడు నాకు కడుపు ఉబ్బరం అనిపించలేదు.

షారుల్ లఖాని – మీతో పంచుకున్నందుకు చాలా సంతోషంగా ఉంది మీ సలహాను అనుసరించిన 11 వారాలలో నా రక్తపోటు గత 2–3 సంవత్సరాల నుండి కూడా నియంత్రణ లేకుండా పోయింది టాబ్లెట్ ఇప్పుడు నియంత్రణలో ఉంది మరియు నేను టాబ్లెట్‌ను పూర్తిగా నిలిపివేశాను. సూచనలు మరియు సలహాలను పాటించడానికి మీ సూపర్ సింపుల్ నేను చూసే విధానంలో విపరీతమైన వ్యత్యాసాన్ని చూపుతోంది మరియు నా శక్తి స్థాయిలు గణనీయంగా పెరిగాయి. నేను మరింత యవ్వనంగా కనిపిస్తాను.

శివి గోయల్ – మీ చిట్కాలను అనుసరించిన 4 నెలల్లోపు ఫిట్‌నెస్ ప్రాజెక్ట్ నేను 10 కిలోల బరువు కోల్పోయాను మరియు అప్పటి నుండి నాది దాదాపు 8 నెలలుగా బరువు స్థిరంగా ఉంది.

కరుణ సహాయ్ – నేను నా సంతోషాన్ని కూడా నీకు చూపించలేను. చివరగా, నేను గర్భవతిని. నేను సహజంగా గర్భం దాల్చాను. నేను మీ 2018 మార్గదర్శకాలను అనుసరించాను మరియు ఇది పని చేస్తుంది. రుజుతా, ఇది నాకు ఎంత ముఖ్యమో నేను కూడా వివరించలేను.

ప్రియా బలిజేపల్లి – నేను ఎక్కువ బరువు తగ్గలేదు (గా ఇంకా). కానీ నాకు జరుగుతున్న అద్భుతమైన విషయాలు :

1. ఎనర్జీ లెవెల్స్ ఆల్ టైమ్ హై.

2. నేను 12 రౌండ్ల సూర్యనమస్కారాలు శ్వాస తీసుకోకుండా చేయగలను... దాన్ని కొట్టండి!! మునుపటి సమయాలకు భిన్నంగా, నేను రౌండ్లలో వదులు కుంటాను. 3 రౌండ్లలో వదులుకుంటాను. ఏదీ నన్ను మరింతగా చేయలేదు. దీనికంటే సంతోషంగా ఉంది!

3. అలసట గురించి ఫిర్యాదు చేయకుండా నేను నా పిల్లతో ఆడుకోగలను.

విభ తలతి – ఈ మార్గదర్శకం మొదట వచ్చినప్పటి నుండి సూర్యనమస్కారం చేస్తున్నాను. 4 తో ప్రారంభమైన 5 కి వెళ్లారు. అనుభూతిని ప్రేమించడం అనుభూతిని ప్రేమించడం మరియు పురోగతితో సంతోషంగా ఉండటం. మరియు ఉత్తమ భాగం ఏమిటంటే, ఇది రోజువారీ అలవాటుగా మారింది.

శీతల్ బాంబ్వాని – 12 వారాల ఫిట్నెస్ ప్రాజెక్ట్ ఏదైనా ఫిట్నెస్ ప్రోగ్రామ్ పట్ల నా మొదటి నిబద్ధత. ఆహారం, ఆరోగ్యం మరియు ఫిట్నెస్ గురించి నా అవగాహన యొక్క నా అభ్యాస వక్రమే తరువాతి వారాలలో జరిగింది. దీని యొక్క సరళత జీవితాంతం మన జీవితంలో అప్రయత్నంగా చేర్చగలిగే వాటికి సంబంధించిన సూచనలు నా మనసుకు కీలకమైనవి. ఆశ్చర్యకరంగా, చాలా సంవత్సరాలుగా మన శరీరం చేసిన అన్ని దుర్విని యోగాల కోసం వారు చాలా త్వరగా ఫలితాలను అందించారు. ఇది ప్రోగ్రామ్‌ను అనుసరించడానికి నన్ను అతుక్కుపోయేలా చేసింది.

నేహా జైన్ – నానబెట్టిన మరియు ఒలిచిన బాదం మరియు నానబెట్టిన ఎండుద్రాక్షతో నేను నా రోజును ప్రారంభిస్తాను. నేను అల్యూమినియం మరియు నాన్‌స్టిక్ వంటసామాను వీలైనంత వరకు వదులుకున్నాను మరియు బదులుగా ఉక్కు మరియు ఇనుము వాటిని స్వీకరించాను. నేను ప్లాస్టిక్‌లో ఏదైనా వెచ్చగా కూడా నిల్వ చేయను. నేను అపరాధం లేకుండా నెయ్యి తినడం మొదలుపెట్టాను, నేను నా ఆహారంలో ఎక్కువ పప్పులు మరియు పప్పులను జోడించాను మరియు ప్రతిరోజూ కనీసం ఒక పప్పు/పప్పు తినడానికి ప్రయత్నిస్తాను, మొదలైనవి. కానీ వారి నుండి నాకు లభించిన ప్రయోజనం నేను ఊహించలేనిది.

జాన్వవి దత్తవాడ్కర్ దేశ్ పాండే – నేను వంట కోసం ఇనుప కడైని ఉ పయోగించడం మొదలుపెట్టాను మరియు ఆహార రుచి అద్భుతంగా ఉంది!!

అక్షత రావు – నేను కోల్పోయిన మీ వారపు దినచర్యలన్నింటినీ అనుసరించడం 2 అంగుళాలు మరియు 8 కిలోల కంటే ఎక్కువ....ఇది నిజంగా అద్భుతం.

ఐశ్వర్య మరాఠే – మీరు ఫిట్నెస్ ప్రారంభించినప్పటి నుండి కార్యక్రమం 2018 నేను సంతోషకరమైన వ్యక్తిని. నాకు అలా అనిపించేది ముందు ఉబ్బినది కానీ ఇప్పుడు నేను చాలా తేలికగా మరియు సుఖంగా ఉన్నాను!

నిబెదితా ఛటర్జీ – నేను వంట చేయడం ఇష్టపడతాను మరియు నా ప్రయత్నాల ద్వారా నా దినచర్యలో 12 వారాల మార్గదర్శకాలను ప్రయత్నించాను. 1 సంవత్సర కాలంలో నేను నా వయస్సులో ఉన్న పొట్టలో పుండ్లు మరియు నా స్వయం ప్రతిరక్షక రుగ్మతను అధిగమించాను. అది నన్ను 7 సంవత్సరాల పాటు బాధపెట్టింది.

వైశాలి చౌహాన్ – నేను అన్ని సలహాలను పాటించాను మరియు నాలో మార్పులను గమనించాను, నా బరువు ఎంత కాదు, ఇప్పుడు నేను ఎలా భావిస్తున్నాను. స్కేల్‌లో నేను 1 సంవత్సరం మరియు 7 నెలల్లో 40 కిలోలు మార్పును గమనించాను కానీ ఇప్పుడు నా గురించి నాకు బాగా అనిపిస్తోంది (98 కిలోల నుండి 58 కిలోలకు).

అనుబంధం 3

పిల్లలు మరియు కుటుంబాల కోసం
12 వారాల ఫిట్‌నెస్ ప్రాజెక్ట్

పిల్లలు మరియు కుటుంబాల కోసం 12 వారాల ఫిట్‌నెస్ ప్రాజెక్ట్ 2019 జనవరి నుండి మార్చి వరకు నిర్వహించబడింది. ప్రపంచవ్యాప్తంగా 20 వేలకు పైగా కుటుంబాలు పాల్గొన్నాయి మరియు ఆరోగ్యం పట్ల మరియు ముఖ్యంగా పిల్లలలో ఆరోగ్యం పట్ల వైఖరిలో భారీ మెరుగుదల కనిపించాయి. ప్రాజెక్ట్ నిర్మాణం ఒకే విధంగా ఉంటుంది – ప్రతి వారం 1 గైడ్‌లైన్‌ని అనుసరించాలి.

వారం 1 మార్గదర్శకం : మీ పిల్లల కోసం రోజు ప్రారంభించడానికి ఆరోగ్య కరమైన ఎంపికలు.

మన పిల్లలు రాత్రిపూట ఉపవాస స్థితి నుండి మేల్కొన్నప్పుడు మనం వారికి ఏమి తినిపిస్తామో వారి రోజు మొత్తం ఎంత బాగుంటుందనేది కాకుండా వారి పెరుగుదల ఎలా ఉంటుందో కూడా నిర్ణయిస్తుంది. ఈ భోజనం యుక్తవయస్సులో ఉన్న పిల్లలకు ముఖ్యంగా కీలకమైనది, ఎందుకంటే ఇది హార్మోన్ల సామరస్యానికి టోన్ సెట్ చేస్తుంది.

వాస్తవానికి, వారు రాత్రి ఎంత బాగా విశ్రాంతి తీసుకోగలరు మరియు నిద్రపోతారనేది కూడా వారు తమ రోజును ఎలా ప్రారంభిస్తారనే దానిపై ఆధారపడి ఉంటుంది. పోషకమైనది.

ప్ర.	ఫ్యాన్ రహిత భోజనం అప్పుడు చాలా ముఖ్యమైనది కొన్ని ఎంపికలు ఉన్నాయి?

జ.	సమయం తక్కువగా ఉంటే మరియు ముందు మాత్రమే త్వరగా భోజనం చేయవచ్చు. పాఠశాలకు బయలుదేరడం:

1.	**పాలు – వారికి పాల రుచి నచ్చితే ఇది అని నిర్ధారించుకోండి:**

- పూర్తి కొవ్వ
- స్థానికంగా మూలం
- మాల్టెడ్ లేదా చాక్లెట్ పౌడర్లు లేకుండా
- బెల్లం/చ్యవన్‌ప్రాష్ (చలికాలం) లేదా చక్కెర/గుల్కండ్‌తో (వేసవికాలం) లేదా ఇంట్లో తయారుచేసిన డూ.
- బాదం పాలు లేదా సోయా పాలు మొదలైన పాల ప్రత్యామ్నాయాలు లేవు.

2.	**నట్స్ మరియు డ్రై ఫ్రూట్**

- నట్ + డ్రై ఫ్రూట్ కాంబోగా తినండి
- నట్స్ – పిస్తా, బాదం, జీడిపప్పు, వాల్నట్
- డ్రై ఫ్రూట్స్ – ఎండుద్రాక్ష, ఖర్జూరాలు (ఎండు ఖర్జూరాలు), నేరేడు పండు మలబద్ధకం ఉంటే – ఎండుద్రాక్షను రాత్రిపూట నానబెట్టండి.
- పీరియడ్ మీద అమ్మాయిలు – నెయ్యితో ఖరీక్

3.	**తాజా పండు**

- స్థానిక
- సీజనల్
- అన్ని నెలలు అరటి
- ప్రస్తుతం సీజన్‌లో బోర్, చిక్కూ ఏదో ఒకటి పెరూ, ఆరెంజ్, ద్రాక్ష
- 150 కిలోమీటర్ల కంటే ఎక్కువ దూరం ప్రయాణించిన ఏ పండు మీ ప్లేట్‌కి చేరదు లేదా ప్లాస్టిక్ ప్యాకేజింగ్‌లో ఉండదు.

బి. సరైన అల్పాహారం తీసుకోవడానికి సమయం ఉంటే :

- వేడి, ఇంట్లో తయారు చేసుకోండి – పోహా, ఉప్మా, ఇడ్లీ, దోస, పరాఠా, దాలియా మొదలైనవి.
- ప్యాకెట్ నుండి ఏమీ లేదు – కార్న్‌ఫ్లేక్స్, ఓట్స్, జ్యూస్‌లు మొదలైనవి.
- రోగ నిరోధక శక్తి తక్కువగా ఉంటే – రాగిని పాలలో లేదా నీటిలో కూడా వండుతారు.

- బలహీనమైన జీర్ణక్రియ, ఆమ్లత్వం లేదా పీరియడ్ సమస్యలు లాహ్య, జోవర్ లేదా రాగి రేకులు (పాప్‌కార్న్ లాగా కనిపిస్తాయి) పాలలో లేదా కాల్చినవి ఉప్పు మరియు మిరియాలు తో నెయ్యి.

ఇంకా గమనించండి

- పిల్లలు తినేటప్పుడు వంట చేయడం, వడ్డించడం మరియు చూసుకోవడంలో తండ్రులు తప్పక సహకరించాలి.
- ఏడు సంవత్సరాల కంటే ఎక్కువ వయస్సు ఉన్న పిల్లలు – సొంత గిన్నె/ ప్లేట్‌ను ఎంచుకుని, కడిగి, కిచెన్ సింక్‌లో ఉంచండి.

గుర్తుంచుకోండి, బాగా ప్రారంభమైనది సగం యుద్ధం గెలిచింది.

2వ వారం మార్గదర్శకం : బిస్కెట్ చిప్స్/చాక్లెట్‌లకు బదులుగా పాఠశాల ముగిసిన వెంటనే వేరుశనగ మరియు బెల్లం మిశ్రమం.

మా పిల్లలు తరచుగా పాఠశాల నుండి ఇంటికి తిరిగి వస్తారు. వారు ఆకలితో ఉన్నారు మరియు తినడానికి ఏదైనా పోషకాహారం అవసరం. అయితే వారు కూర్చోవడానికి సరైన భోజనం చేయడానికి నిరాకరించే సమయం ఇది. ఈ స్నాక్ విజయవంతమైన పరిస్థితులకు సరైన పరిష్కారం మరియు అవి జంక్ ఫుడ్ నుండి దూరంగా ఉండేలా చేస్తుంది.

- ఇది సులభమైనది
- కారులో, బస్సులో లేదా స్కూలు నుండి తిరిగి నడుస్తున్నప్పుడు లేదా వారు ఇంటికి చేరుకున్న వెంటనే తీసుకోవచ్చు.
- వేరుశనగ మరియు బెల్లం యొక్క నిష్పత్తిని ఎంచుకోవడానికి పిల్లలను అనుమ తిస్తుంది. వారి అభిరుచి ప్రకారం సరైన అల్పాహారం తీసుకోవడానికి సమయం ఉంటే వేరుశనగ మరియు బెల్లం నిష్పత్తిని ఎంచుకోవడానికి అనుమతిస్తుంది.

వేరుశనగ మరియు బెల్లం ఎందుకు?

- పూర్తి భోజనం, ఆరోగ్యకరమైనది కానీ తినడానికి గజిబిజిగా ఉండదు లేదా సిద్ధం కూడా.
- సూక్ష్మ ఖనిజాలు, విటమిన్లు మరియు పాలిఫెనాల్స్

- అవసరమైన కొవ్వులు కూడా పుష్కలంగా ఉన్నాయి. గుండె మరియు ఎముకలకు మంచిది. ముఖ్యంగా అథ్లెటిక్ పిల్లలు మరియు జిమ్నాస్టిక్లకు మంచిది.
- యాంటీ ఆక్సిడెంట్లు చాలా ఎక్కువగా ఉంటాయి. పండ్లు తినడం ఇష్టపడని పిల్లలకు ఇది ఒక వరం
- పీరియడ్స్ ఆప్షన్సలో యుక్తవయస్సు మరియు తిమ్మిరిని తగ్గించే ఖనిజాలు మరియు విటమిన్ బి ప్రొఫైల్ ఉంది.

ఎంపికలు :

- మీరు వేరుశనగకు బదులుగా జీడిపప్పును ఉపయోగించవచ్చు.
- మీ బిడ్డకు అలెర్జీ లేదా తక్కువగా ఉంటే లేదా 1–2 స్పూన్ నెయ్యిని జోడించండి రోగనిరోధక శక్తి
- మీరు దీనిని తాజా కొబ్బరితో అలంకరించవచ్చు లేదా పొడి కొబ్బరి ముక్కతో తినవచ్చు. ఊబకాయం, మధుమేహం లేదా కొవ్వుతో ప్రత్యక్షంగా పోరుతున్న పిల్లలకు ప్రత్యేకంగా సిఫార్సు చేయబడింది.
- వేసవిలో, మీరు నెయ్యిలో కాల్చిన కుర్మురా లేదా లాహీని ఉపయోగించవచ్చు. మరియు బెల్లానికి బదులుగా వేరుశనగలను కలపవచ్చు.

మీ పిల్లలకు పంట కాలానికి అనుగుణంగా తినడానికి నేర్పించండి. భవిష్యత్తులో కూడా ఆరోగ్యంగా మరియు ఫిట్‌గా ఉండటానికి ఇదే మార్గం.

3వ వారం మార్గదర్శకం : పిల్లలు ప్రతిరోజూ కనీసం **60** నిమిషాలు ఆడాలి, ఖర్చు సి ట్యూషన్ క్లాస్ లేదా హోంవర్క్‌లో కూడా.

మా పిల్లలు మంచి ఆరోగ్యానికి సిఫార్సు చేయబడిన ప్రాథమిక కనీస శరీరక శ్రమను పొందడం లేదు మన పిల్లల్లో ఊబకాయం, అలర్జీలు మరియు తరచుగా అనారోగ్యం పెరడానికి కారణం. ప్రపంచ ఆరోగ్య సంస్థ 17 సంవత్సరాల వయస్సు వరకు ప్రతిరోజూ రోజూ కనీసం **60** నిమిషాల ఉచిత ఆటను సిఫార్సు చేస్తుంది. **60** నిమిషాల కంటే ఎక్కువ అదనపు ప్రయోజనాలను తెస్తుందని గమనించండి.

సాధారణ శారీరక శ్రమ :

- ఆరోగ్యకరమైన మస్క్యులోస్కెలెటల్ కణజాలానికి దారితీస్తుంది (ఎముకలు, కండరాలు మరియు కీళ్లు)

- ఆరోగ్యకరమైన హృదయనాళ వ్యవస్థకు దారితీస్తుంది (గుండె మరియు ఊపరి తిత్తులు)
- నాడీ కండరాల అవగాహన (సమన్వయం మరియు కదలిక నియంత్రణ) ప్రోత్సహిస్తుంది.
- ఆరోగ్యకరమైన శరీర బరువు నిర్వహణను సులభతరం చేస్తుంది.
- మానసిక శ్రేయస్సు, ఆత్మవిశ్వాసం, సమాజిక పరస్పర చర్య మరియు ఏకీకరణను మెరుగుపరుస్తుంది.

దీర్ఘకాలంలో ఇది పిల్లలు తక్కువ టెంప్టెడ్ అని కూడా నిర్ధారిస్తుంది. వారు శారీరకంగా ఆరోగ్యంగా ఉండడం వల్ల కలిగే ప్రయోజనాలను అనుభవించడం ప్రారంభించిన తర్వాత డ్రగ్స్, ఆల్కహాల్ మరియు ధూమపానం అలవాటు చేసుకోండి.

తల్లితండ్రులు/సమాజంగా మనం శారీరక శ్రమను సులభతరం చేయవచ్చు పిల్లలు:

- అన్ని వాతావరణాలు మరియు సీజన్లలో ఆడటానికి వారిని ప్రోత్సహించడం
- బాలికలతో బహిరంగ ప్రదేశాలను పంచుకోవడానికి అబ్బాయిలకు నేర్పించడం మరియు బాలికలు పరుగెత్తడం,దూకడం మరియు వెళ్లడానికిబహిరంగ ప్రదేశాలను నిర్భయంగా ఆక్రమించడం నేర్పించడం
- వారికి ట్యూషన్ క్లాస్ లేదా హోంవర్క్ బంక్ చేయడానికి అనుమతించడం 60 నిమిషాల ఉచిత ఆట మార్గంలో వస్తుంది.
- బహిరంగా ప్రదేశాలకు ఉచిత ప్రవేశం వారికి మీ ఓటును అందిస్తుందని రాజకీయ నాయకులకు తెలియజేయడం.

4వ వారం మార్గదర్శకం : మంచి నిద్ర కోసం స్థిరమైన నిద్రవేళ మేల్కొలుపు సమయం.

మీ పిల్లవాడు తరుచుగా అనారోగ్యానికి గురవుతున్నాడని మూడీగా లేదా చిరాకుగా ఉన్నట్లు మీరు కనుగొన్నారా? సరే, ఆమె చేయాల్సిందల్లా మంచి నిద్ర పరిశు భ్రతను పెంపొందించుకోవడం. ముఖ్యంగా, మంచి నిద్రకు దారితీసే అలవాట్లు. మరియు ఆ అలవాట్లలో అతి ముఖ్యమైనది నిద్ర పోవడానికి మరియు వారంలోని చాలా రోజులలో మేల్కొలపడానికి ఒక నిర్ణీత సమయాన్ని కేటాయించడం.

పడుకోవడానికి సరైన సమయం ఏమిటి?

- రాత్రి 8 గంటల మధ్య మరియు 9.30 గం. ఇది అనుమతించినందున అనుమైన సరైన నిద్ర.

- టీనేజర్స్ దీనిని 10.30 pm వరకు పొడిగించవచ్చు. కానీ తరువాత కాదు.

- ప్రతి ఉదయం ఒకే సమయంలో నిద్రలేవడం సాధన చేయండి

- మీ బిడ్డ వారాంతాల్లో ఎక్కువసేపు నిద్రపోతే, వారు నిద్ర లేమిగా ఉన్నారని తెలుసుకోండి.

- మీరు ఒక్క రాత్రి నిద్రపోలేరని గుర్తుంచుకోండి. మరుసటి రోజు చాలా నిద్ర

- మొత్తం మీద, స్లీప్‌ఓవర్లు మంచి ఆలోచన కాదు. సంవత్సరానికి ఒకటి లేదా రెండు సార్లు దానిని పరిమితం చేయండి.

నిద్ర ఎందుకు ముఖ్యం?

- ఇది అన్ని NCD ల నుండి రక్షించడానికి సహాయపడుతుంది. ఊబకాయం, మధుమేహం, కొవ్వు, కాలేయం మొదలైనవి.

- విద్యా పనితీరు మరియు సృజనాత్మకతను మెరుగుపరుస్తుంది

- టీనేజర్లలో ఒత్తిడి మరియు ఆందోళనను తగ్గిస్తుంది

- వృద్ధికి మద్దతు ఇస్తుంది మరియు రోగ నిరోధక ప్రతిస్పందనను బలపరుస్తుంది

- జ్ఞాపక శక్తిని మెరుగుపరుస్తుంది మరియు అవసరమైనవన్నీ తొలగిస్తుంది.

- EQ మరియు ADHD వంటి అన్ని మానసిక ఆరోగ్య సమస్యలను మెరుగు పరుస్తుంది.

5వ వారం మార్గదర్శకం : ఆరోగ్యకరమైన విందు

వారానికి కనీసం ఆరు రోజులు ఆరోగ్యకరమైన, సాధారణ విందు – దాల్ రైస్, ఖిచ్డి, రోటీ–సబ్జీ, డిన్నర్ కోసం రకాన్ని మర్చిపోండి.

రాత్రి భోజనానికి మీరు ఏమి తింటారు అనేది మనం ఎప్పుడూ మా పిల్లలను అడగకూడని ప్రశ్న. బదులుగా వారు విందు కోసం ఏమి తింటున్నారో మనం వారికి చెప్పాలి – స్థిరమైన, సరళమైన మరియు పోషకమైన భోజనం.

మీ విందు ఉత్తీర్ణులయ్యే మూడు పరీక్షలు :

1. ఇది మీ అమ్మమ్మ విందు భోజనం కూడా

2. ఇది మీ ప్రాంతానికి స్థానికంగా ఉండాలి

3. ఇది ఉడికించడం సులభం, మరియు వడ్డించినప్పుడు రుచిగా ఉంటుంది.

వేడి రోటీ–సబ్జీ, దాల్–చావల్, ఖిచ్డి కధీ వంటి అన్ని సాంప్రదాయ కాంబోలు ఈ అవసరాన్ని తీర్చాయి మరియు మన పిల్లల పెరుగుతున్న శరీరాలు మరియు మెదళు వారి పోషకాల అవసరాన్ని కూడా తీరుస్తాయని నిర్ధారిస్తుంది. ఇది మంచి నిద్రను కూడా నిర్ధారిస్తుంది. వారంలోని చాలా రాత్రులలో, విసుగు కలిగించే ఖర్చుతో కూడా, విందుతో స్థిరంగా ఉండటం ముఖ్యం. మరియు అవును, నెయ్యి జోడించడం మర్చిపోవద్దు.

మీరు రోజూ రాత్రి భోజనానికి తీసుకోకూడనివి : వెరైటీ

- ప్రతి రోజూ వేర్వేరు భోజనాలు

- నూడుల్స్ మరియు పాస్తా వంటి రెడీ–టు–కుక్ భోజనం

- టేక్అవే లేదా ఆహరంలో ఆర్డర్

- ❖ మీరు మీ పిల్లలకు వారానికి ఒకసారి ఇంట్లో, శనివారం ఆదర్శంగా డిన్నర్ కోసం రకరకాలు అందించవచ్చు.

వీటిలో వృద్ధికి ఆజ్యం పోసే పోషకాలు లేవు, తరచుగా మా పిల్లలు నిర్జలీకరణానికి గురవుతారు మరియు నిద్ర దినచర్యను కూడా భంగపరుస్తారు.

బయటకు వెళ్లి తినడం – నెలకు రెండుసార్లు మించకూడదు మరియు పుట్టినరోజు పార్టీలు మొదలైన వాటి కారణంగా వారు తినే సమయాలను కూడా కలిగి ఉంటుంది.

సరళంగా తినండి, వేగంగా పెరుగుతాయి.

6వ వారం మార్గదర్శకం : పాఠశాల మధ్యాహ్న భోజనం కోసం ప్లాస్టిక్ డబ్బా లేదా అల్యూమినియం ఫాయిల్ ఉండకూడదు.

బదులుగా స్టీల్ డబ్బా మరియు మాల్మల్ క్లాత్ని ఉపయోగించండి. నీటి కోసం ఎ ఉపయోగించండి ఉక్కు లేదా రాగి సీసా.

ఎందుకు

- మనం ప్యాక్ చేసే మెటీరియల్‌తో ఆహారం సంబంధంలోకి వచ్చినప్పుడు, అది ఆ మెటీరియల్ యొక్క లక్షణాలను ఎంచుకుంటుంది. మేము వేడి ఆహారాన్ని ప్యాక్ చేసినప్పుడు ప్రత్యేకించి నిజం.

- ప్లాస్టిక్ 'జీనో ఈస్ట్రోజెన్' హార్మోన్‌ను అనుకరిస్తుంది మరియు మన పిల్లల పెరుగుదల దశలో హార్మోన్ల సమతుల్యతను దెబ్బతీస్తుంది.

- అదే విధంగా, అల్యూమినియం ఆహారంలోకి అల్యూమినియం లీచ్ చేస్తుంది. మరియు ఒకసారి శరీరం లోపల, ఇది ఇన్సులిన్ పనితీరుకు అవసరమైన ఖనిజమైన జింక్‌ను భర్తీ చేస్తుంది. ఇన్సులిన్ పనిచేయకపోవడం వల్ల స్థూలకాయం మరియు ఫ్యాటీ లివర్, డయాబెటిస్, పిసిఒడి మొదలైన ఎన్‌సిడిలకు దారితీస్తుంది.

ముఖ్యంగా, మేము మా పోషకాలు అధికంగా ఉండే ఆహారాన్ని చౌక బాక్సులలో ప్యాక్ చేస్తున్నాము మరియు మా పిల్లల ఆరోగ్యాన్ని ప్రమాదంలో పడేస్తున్నాము.

కాబట్టి ప్లాస్టిక్ యేతర మూలానికి మారడం ఒక చిన్న అడుగు అనిపించినప్పటికీ, దాని ఆరోగ్య ప్రభావాలు చాలా పెద్దవి. ఇది దారితీస్తుంది :

- మలబద్ధకం మరియు అనారోగ్యాలలో తగ్గింపు
- చిలిపి ప్రవర్తనలో తగ్గింపు
- మెరుగైన చర్మం, జుట్టు మరియు గోర్లు
- సరైన పెరుగుదల మరియు హార్మోన్ల సమతుల్యత

ప్లాస్టిక్ వాడకం తగ్గించడం వల్ల మన పర్యావరణానికి భారీ ప్రయోజనం గురించి ప్రత్యేకంగా చెప్పనక్కర్లేదు మరియు మన తరువాతి తరానికి మెరుగైన ప్రపంచాన్ని వదిలి వేయవచ్చు.

7వ వారం మార్గదర్శకం : ఆరోగ్యకరమైన, రుచికరమైన మరియు సులభం భోజనం ఆలోచనలు.

ఇది సరళంగా అనిపిస్తోంది, కానీ భోజనానికి ఏమి ప్యాక్ చేయాలో తెలుసుకోవడం చాలా కష్టమైన పని అవుతుంది. పిల్లలు ఒకే ఆహారాన్ని తినడం వల్ల విసుగు చెందుతారు మరియు కొన్నిసార్లు మనం తాజా భోజనం వండడానికి సమయానికి తక్కువగా ఉంటాము. కాబట్టి ఆరోగ్యకరమైన, రుచికరమైన మరియు సులభమైన కొన్ని శీఘ్ర ఆలోచనలు ఇక్కడ ఉన్నాయి :

1. రోయి, బెల్లం మరియు నెయ్యి - పొడవైన మరియు చిన్న విరామాలకు అద్భుతమైనది. మీరు పక్కన బెల్లం మరియు నెయ్యితో ఒక రోటీని ఇవ్వవచ్చు లేదా పిల్లవాడిని విస్తరించి దాని రోల్ తయారు చేయవచ్చు మరియు మీకు పోషకాలు అధికంగా ఉండే డబ్బా సిద్ధంగా ఉంది. నిన్న రాత్రి రోటీని కూడా ఉపయోగించవచ్చు - చలికాలంలో లేదా పిల్లవాడికి దగ్గు, రద్దీ లేదా తక్కువ రోగనిరోధక శక్తి ఉన్నప్పుడు ముఖ్యంగా మంచిది. మీ పిల్లవాడికి తరచుగా అలర్జీలు ఉన్నట్లయితే, శీతాకాలంలో ద్రవ బెల్లం ఎంచుకోండి. వేసవిలో మీరు నెయ్యి మరియు చక్కెరతో రోటీని ఎంచుకోవచ్చు లేదా బెల్లంతో కూడా కొనసాగడం మంచిది.

2. దహి బియ్యం/ తడ్కా బియ్యం/ ఫోడ్నిచా భట్/ వాగరేలు భట్/ నిమ్మ బియ్యం - ఉడికించడం సులభం మరియు చల్లగా ఉన్నప్పుడు కూడా రుచిగా ఉంటుంది. బియ్యం వేడిగా లేనప్పుడు సాధారణంగా రుచిగా ఉండదు కానీ దాని బహుముఖ స్వభావానికి కృతజ్ఞతలు, దానికి వాఘర్ లేదా తడ్కా లేదా మిక్స్ దహి ఇవ్వండి మరియు అది గొప్ప చిరుతిండిగా మారుతుంది. మీరు తడ్కా రైస్‌ని దహీ లేదా చాస్‌తో పాటు చిటికెడు రాతి ఉప్పుతో పాటు కరివేపాకుతో ప్యాక్ చేయవచ్చు మరియు మీకు పూర్తి భోజనం లభిస్తుంది, ఇది ప్రీ-మరియు ప్రోబయోటిక్స్ యొక్క సంపూర్ణ మిశ్రమం. మార్కెట్‌లో పెరుగు ఏదీ సరిపోలలేదు. అన్ని సీజన్లలో మంచిది, గొప్ప బ్రేక్ స్నాక్ లేదా పాఠశాల తర్వాత అల్పాహారం.

3. తాజా పండ్ల అరటి నాకు ఇష్టమైనది, ముఖ్యంగా పెరుగుతున్న పిల్లలు, అథ్లెటిక్ పిల్లలు మరియు తిమ్మిరి వచ్చే అమ్మాయిలు పీరియడ్స్ సమయంలో లేదా సాయంత్రం మీ పిల్లల మోకాళ్లు గాయపడితే, ఖనిజాలతో సమృద్ధిగా,

విటమిన్ బి తో నిండి ఉంటుంది, ఇది మిస్ కాకూడదు. అలాగే, సీజన్‌లో ఉ
ండే బెర్, జామ మరియు ఉసిరి లేదా మామిడి, జామూన్, సీతాఫల్, కర్వాండ్
వంటివి వచ్చినప్పుడు వాటిపై కన్ను వేయవద్దు. మీ పిల్లల పండ్ల పోర్ట్‌ఫోలియోను
వైవిధ్యపరచండి మరియు వాటిని మీ టీనేజర్ ప్లేట్‌లో ఉంచండి. కిఫీస్, బెర్రీలు
మరియు వంటి వాటిని మార్కెటింగ్‌లో కొనుగోలు చేయవద్దు. మలబద్ధకం
నుండి మొటిమలు మరియు మధ్యలో ఉన్న ప్రతిదీ, స్థానిక, దేశీయ పండ్ల
సరైన నివారణ.

8వ వారం మార్గదర్శకం : ప్రతిరోజూ ఆసనం, ముఖ్యంగా సూర్యనమస్కారం, సాధన చేయండి.

పిల్లలు యోగా ఆసనాలను ముఖ్యంగా సీక్వెన్స్‌ని అభ్యసించాలి. సూర్యనమస్కారం, ప్రతి రోజు. సాధారణంగా ఆసనాలు మరియు వాటి సూర్యనమస్కారంలో ప్రవాహం మరింత డైనమిక్‌గా ఉండేలా సవరించబడింది. అయితే, ప్రాణాయామం, క్రియలు మొదలైన అధునాతన అభ్యాసాలను పిల్లలు చేయకూడదు.

రోజవారీ ఆసనం/సూర్యనమస్కారం వల్ల పుష్కలంగా ప్రయోజనాలు ఉన్నాయి. పిల్లల కోసం సాధన. వాళ్ళు :

- బలమైన ఎముకలు మరియు కీళ్లకు దారితీస్తుంది.
- క్రమశిక్షణ భావాన్ని పెంపొందించుకోండి
- మనస్సును ప్రశాంతపరచండి మరియు విరామం లేని శక్తిని వదిలించుకోండి.

గమనిక : టీనేజర్స్ మరియు యుక్తవయస్సు వచ్చే పిల్లలకు ముఖ్యంగా ముఖ్యమైనది సూర్యనామస్కర్ అనేది మన గ్రంథులపై నేరుగా పనిచేసే ఒక వ్యాయామం థైరాయిడ్, అడ్రినల్స్, పిట్యూటరీ. వాంఛనీయ – జీవక్రియ, రహిత కాలాల నుండి ఆరోగ్యకరమైన విటమిన్ డి స్థాయిల వరకు, గ్రంథులు ఉత్తమంగా పనిచేస్తాయని అభ్యాసం నిర్ధారిస్తుంది.

పిల్లలు ఏడేళ్ల వయసు నుంచే ఆసనాలు మరియు సూర్యనమస్కారం సాధన ప్రారంభించవచ్చు. ప్రతిరోజూ ఐదు సూర్యనమస్కారాలు మంచి సంఖ్య, మరియు 12 కంటే ఎక్కువ చేయవద్దు. సూర్యాస్తమయం సమయంలో ఉదయం లేదా సాయంత్రం చేయవచ్చు.

గమనిక : *అయ్యంగార్ యోగా ఉపాధ్యాయులైన స్వాతి మరియు రాజీవ్ చంచానిలచే పిల్లలకు యోగా ఆసనం మరియు పిల్లలకు సూర్యనమస్కార సాధన కోసం అద్భుతమైన సూచన పుస్తకం.*

9 వారం మార్గదర్శకం : స్క్రీన్ సమయాన్ని నియంత్రించండి. ఇంధన పెరుగుదల మరియు ఊబకాయం నిరోధించడానికి.

మూడు ముఖ్యమైన మార్గాల్లో :

1. భోజనం సమయంలో ఎలాంటి స్క్రీన్లు పిల్లవాడు ఆహారం పట్ల శ్రద్ధ వహించాలని మరియు కడుపుతో ట్యూన్లో ఉండేలా చూస్తుంది. ఇది లెప్టిన్ సున్నితత్వాన్ని మెరుగుపరుస్తుంది మరియు భవిష్యత్తులో అతిగా తినడం ఎపిసోడ్లను నివారిస్తుంది. భోజన సమయాల ప్రాముఖ్యతను కూడా తెలియజేస్తుంది.

2. నిద్రించడానికి కనీసం 60 నిమిషాల ముందు స్క్రీన్లు లేవు – ఈ వయస్సులో కోలుకోవడం మరియు పెరుగుదల కోసం కీలకమైన విశ్రాంతి నిద్రను నిర్ధారిస్తుంది. గ్రోత్ హార్మోన్ వంటి హార్మోన్లు నిద్రలో తమ పనిని చేయగలవు. అలాగే, బెడ్రూమ్లో టీవీ లేకపోవడం మరియు చిన్న నాటి ఊబకాయం మధ్య బలమైన సంబంధం ఉన్నందున బెడ్రూమ్లో టీవీ లేదు.

3. రోజూ మొత్తం స్క్రీన్ సమయం 30 నిమిషాల కంటే తక్కువ – ఇది కంప్యూటర్ హోంవర్క్ అసైన్మెంట్లను మినహాయించవచ్చు. అధ్యయనాలు స్క్రీన్ సమయం మరియు జంక్ ఫుడ్, ముఖ్యంగా కోలాస్, ప్యాకేజ్డ్ జ్యూస్లు వంటి తియ్యటి పానీయాలు మొదలైన వాటి మధ్య బలమైన సంబంధాన్ని చూపుతాయి. అలాగే, ఎక్కువ స్క్రీన్ సమయం, తక్కువ శారీరక శ్రమ ఇన్సులిన్ నిరోధకతకు దారితీస్తుంది.

10వ వారం మార్గదర్శకం : జంక్ ఫుడ్ను గుర్తించండి మరియు దాని వినియోగాన్ని ప్లాన్ చేయండి.

దశ 1 – జంక్ ఫుడ్ని గుర్తించండి

- స్పష్టమైన జంక్ ఫుడ్, మనం స్పష్టంగా అనారోగ్యకరమైనదిగా గుర్తించగలం, ఉదాహరణకు, పిజ్జాలను విక్రయించే ఫాస్ట్ఫుడ్ గొలుసులు మరియు బర్గర్లు,

- వ్యాక్ చేసిన చిప్స్, కొలాస్, చాక్లెట్లు, ఐస్ క్రీమ్, పేస్ట్రీలు, డోనట్స్, తక్షణ నూడుల్స్, కెచప్, మయోన్నైస్ మొదలైనవి.

- మధ్యపెట్టబడిన జంక్ ఫుడ్ ఆరోగ్యకరమైనది కాని నటిస్తుంది, ఉదాహరణకు, అల్పాహారం తృణధాన్యాలు, రసాలు (టెట్రాప్యాక్, పొడులు, మొదలైనవి). బిస్కెట్లు (ఫైబర్ అధికంగా ఉండేవి), డార్క్ చాక్లెట్, చాక్లెట్ సిరప్లు, పాలు కోసం మాల్టెడ్ పొడర్లు, బట్టకేకలు మరియు మఫిన్లు, రెడీ–టు–కుక్ ఫుడ్, ఫ్రోజెన్ ఫుడ్, ఎనర్జీ డ్రింక్స్, కాల్చిన లేదా మల్టీగ్రెయిన్ చిప్స్, జామ్లు మరియు స్ప్రెడ్లు, తక్షణ నూడుల్స్ (గోధుమలు, మల్టీగ్రెయిన్, కూరగాయలు, వోట్స్), రుచికరమైన పెరుగు మరియు పాలు మొదలైనవి.

దశ 2 – వినియోగం కోసం ఒక వ్యూహాన్ని రూపొందించండి

- నెలవారీ పరిమితిని సెట్ చేయండి. ఆదర్శవంతంగా నెలకు ఒకసారి. కాని మీరు చాలా జంక్ ఫుడ్ తీసుకుంటే, ప్రతి నెలా 50% తగ్గించడానికి ప్లాన్ చేయండి. ఉ దాహరణకు, మీరు నెలకు ఎనిమిది సార్లు జంక్ ఫుడ్ తింటే, మొదటి నెలలో, దానిని నాలుగు, రెండు నెలల్లో, రెండు, మూడు నెలల్లో ఒకటికి తగ్గించండి.

- తల్లిదండ్రులుగా, జంక్ ఫుడ్ను బహుమతిగా లేదా వేడుకగా (ముఖ్యంగా పండుగలు) లేదా మీ ప్రేమను చూపించడానికి ఎప్పుడూ ఇవ్వకండి. ఇది ఆకట్టుకునే మనస్సులపై దీర్ఘకాలిక ప్రభావాన్ని చూపుతుంది.

- ఈ జంక్ ఫుడ్స్ని ఆమోదించే మీకు ఇష్టమైన సూపర్ స్టార్లు లేదా క్రికెటర్లు తమను తాము కలిగి ఉండరని మరియు డబ్బు కోసం మాత్రమే చేస్తారని ఎల్లప్పుడూ గుర్తుంచుకోండి.

మీరు జంక్ ఫుడ్ ఎందుకు తినకూడదు :

- ఇది ఎదుగుదలకు ఆటంకం కలిగిస్తుంది – శారీరక మరియు మానసిక రెండూ మరియు మీ పూర్తి సామర్థ్యాన్ని మీరు ఎన్నటికీ సాధించలేరని నిర్ధారిస్తుంది.

- ఇది మీ జీవితంలో అన్ని రకాల ఎన్సిడి లకు ప్రవేశాన్ని అందిస్తుంది. మధుమేహం, ఊబకాయం, కొవ్వు, కాలేయం, పిసిఒడి, క్యాన్సర్ మరియు వంటివి.

- ఇది చిరాకు మూడ్ స్వింగ్స్, ఏకాగ్రత కోల్పోవడం, ఇతర మానసిక ఆరోగ్య సమస్యలకు దారితీస్తుంది.

- మరియు అధ్వాన్నంగా, ఇది వ్యసనపరుడైనది. మీరు ఎంత ఎక్కువ జంక్ ఫుడ్ తింటే అంత జంక్ ఫుడ్ తినాలని అనిపిస్తుంది. ఇది ఒక విష చక్రం.

11వ వారం మార్గదర్శకం : క్రమం తప్పకుండా బ్యాలెన్సింగ్ నేర్చుకోండి మరియు సాధన చేయండి

సమతుల్యత అనేది నియంత్రిత శరీర స్థానాన్ని కాపాడుకుంటూ రోజువారీ పనులను నిర్వహించగల సామర్థ్యం. సమతౌల్యం మరియు సమన్వయ కార్యకలాపాలు ప్రతి పిల్లల జీవితంలో ఒక సమగ్ర భాగంగా ఉండాలి. అవి స్థూల మోటార్ నైపుణ్యాలను పెంపొందించుకునేలా, మరియు భంగిమ మరియు విశ్వాసాన్ని కూడా మెరుగుపరుస్తాయి.

దీన్ని చేయడానికి చాలా సులభమైన మార్గాలు ఉన్నాయి – తాడు, సైక్లింగ్, స్విమ్మింగ్, స్కేటింగ్, డ్యాన్స్, మార్షల్ ఆర్ట్స్, బార్లపై వేలాడదీయడం, హ్యాండ్ స్టాండలు, బ్యాక్ బెండలు, విలోమాలు మొదలైన యోగ భంగిమలు మొదలైనవి.

చిన్న వయస్సులో బ్యాలెన్స్ సులభంగా వస్తుందని తెలుసుకోండి కానీ వయసు పెరిగే కొద్దీ కష్టం అవుతుంది. కాబట్టి మీ బిడ్డ ఎంత త్వరగా ప్రారంభిస్తే అంత మంచిది. బ్యాలెన్సింగ్ కార్యకలాపాలను అభ్యసించడానికి వారానికి కనీసం రెండు గంటలు కేటాయించండి. ఇది వారికి శరీరానికి మరియు మెదడుకు అపారమైన శక్తి, స్వేచ్ఛ మరియు తెలివితేటలను ఇస్తుంది.

సమతుల్యత మరియు సమన్వయ కార్యకలాపాల ప్రయోజనాలు :

- ఏకాగ్రత మరియు చురుకుదనాన్ని మెరుగుపరుస్తుంది

- కండరాల బలం మరియు ఉమ్మడి కదలిక మరియు వశ్యతను మెరుగుపరుస్తుంది

- పతనం ఎలా చేయాలో పిల్లలకు నేర్పుతుంది మరియు దీర్ఘకాలికంగా పగుళ వచ్చే ప్రమాదాన్ని తగ్గిస్తుంది.

- విశ్వాసాన్ని మరియు సామాజిక పరస్పర చర్యలను మెరుగుపరుస్తుంది సహచరులకు

మార్గం ద్వారా, సిట్ మరియు రైడింగ్ టెస్ట్ (SRT) ఇప్పుడు జీవక్రియ ఆరోగ్యం మరియు దీర్ఘాయువు యొక్క అంచనాగా కూడా ఉపయోగించబడుతుంది.

12 వ వారం మార్గదర్శకం: మీ మాతృభాషలో ఆహారాన్ని గుర్తించండి మరియు సూచించండి.

ఇది సంస్కృతి మరియు వంటకాలతో సంబంధాన్ని ఏర్పరచడంలో సహాయపడుతుంది. అన్యదేశ ఆహారాల నుండి స్థానిక ఆహారాలను వేరు చేయండి మరియు హానిని తగ్గించండి జింక్ ఫుడ్ ప్రకటనల నుండి మీలో చాలా మంది మీ బిడ్డ జంక్ ఫుడ్ మాత్రమే తింటున్నారని, కోలాస్, ఐస్‌క్రీమ్‌లు డిమాండ్ చేస్తున్నారని మరియు ఇంట్లో వండిన భోజనం కంటే పిజ్జాలు మరియు పాస్తాలు కావాలని ఫిర్యాదు చేస్తున్నారు. దానికి ఒక కారణం వారు మాట్లాడే భాష (ఇంగ్లీష్) మరియు వారి మాతృభాష మధ్య డిస్కనెక్ట్,

మేము ఇప్పుడు ఆహారాలను పిండి, ప్రోటీన్ మరియు కొవ్వు అని పిలవడం ప్రారంభించాము మరియు దాల్‌– చాపల్ ఆచార్, పేదరి, తాయిర్ సాదం మొదలైనవి కాదు, మనం ఆహారాలను వాటి స్థానిక పేర్లతో పిలవనప్పుడు వాటితో ఆ సంబంధాన్ని ఎప్పటికీ ఏర్పాటు చేసుకోలేము. మా పిల్లలకు గొప్ప వారసత్వ ఆహారం మరియు మన సంస్కృతి యొక్క శ్రేయస్సును యాక్సెస్ చేయడానికి అనుమతించడం అంటే మొదట వారి స్థానిక భాషలో మాట్లాడటానికి వారిని ప్రోత్సాహించడం.

ఈ కారణంగానే యుఎస్ 2019 ను స్థానిక భాషల సంవత్సరంగా ప్రకటించింది. భారతదేశంలో 19, 500 కంటే ఎక్కువ మాతృభాషలు ఉన్నాయి మరియు ఆరోగ్యం మరియు శ్రేయస్సు గురించి మన సంప్రదాయ పరిజ్ఞానం మొత్తం దాగి ఉంది. మనం మాట్లాడే వివిధ మాండలికాలు మన సంస్కృతి మరియు వంటకాలతో మమ్మల్ని కలుపుతాయి మరియు వాతావరణాన్ని తట్టుకునే విధంగా తినడానికి బోధిస్తాయి. మాతృభాషలో ఆహారం గురించి మాట్లాడటం వల్ల కలిగే ప్రయోజనాలు:

* ఇది పిల్లలు తమ ప్రాంతానికి ఏ ఆహారం స్థానికంగా ఉందో మరియు అందువల్ల ఆరోగ్యకరమైనదో గుర్తించడంలో సహాయపడుతుంది. స్థానిక ఆహారం పర్యావరణపరంగా తెలివైనది ఎందుకంటే ఇది మీ ప్లేట్ మీద భూమికి ఎక్కువ దూరం ప్రయాణించలేదు మరియు మీ రైతు లేదా స్థానిక ఆర్థిక వ్యవస్థకు కూడా మంచిది.

- ఆరోగ్యం, ఆర్థిక లేదా పర్యావరణ విలువలు లేని చాలా అన్యదేశ ఆహారాలను చూడటానికి ఇది వారిని అనుమతిస్తుంది. ఉదాహరణకు, క్వినోవా, క్రాన్బెర్రీస్, కివి, కాలే, సోయాబీన్స్, బ్రోకలీ, రుకోలా మొదలేనవి.
- ఇది వారిని జంక్‌ఫుడ్ ప్రకటనల బిరీన పడకుండా నిరోధిస్తుంది. స్థానిక భాషలో ఆహారం గురించి మాట్లాడినప్పుడు పిల్లలు ఆంగ్లంలో ఆహారం గురించి వినే నిరంతరం మార్కెటింగ్‌ని అది ఓడిస్తుంది.

కాబట్టి డైనింగ్ టేబుల్ నుండి ప్రారంభిద్దాం, ఒక కుటుంబంగా, మీరు తినే ఆహారం గురించి మాట్లాడటానికి మీ మాతృభాష లేదా స్థానిక భాషను మాత్రమే ఉపయోగించండి.

అదనపు చిట్కాలు

వేసవి సెలవుల కోసం ప్రత్యేక చిట్కాలు:

- రోజువారీ ఆట సమయాన్ని కనీసం మూడుకి పెంచండి గంటలు
- పిల్లలు ఊరగాయ, పాపడ్, షర్బెట్ తయారీలో పాల్గొనేలా చేయండి మొదలైనవి ప్రయాణిస్తుంటే, భోజనం కోసం పాస్తా/ పిజ్జా మొదలైనవి తీసుకోవచ్చు
- సాయంత్రం 4 నుంచి 6 గంటల మధ్య చాట్‌పాటా స్నాక్స్ తినవచ్చు.
- నిద్రపోయే ముందు గుల్కండ్ పాలు తాగండి

పుట్టినరోజు వేడుకలకు ప్రత్యేక చిట్కా:

కవలం మూడు ఆహార పదార్థాలను మాత్రమే వడ్డించండి- తాజాగా వేయించినది+ ఒక ఆరోగ్యకరమైనది+ ఒక తీపి – ఉదాహరణకు, సమోసా+ పోహా + జిలేబి లేదా భాజియా+ పేద ఆలూ భజి +శ్రీఖండ్.

రచయితపై ఒక గమనిక

భారతదేశ ప్రముఖ స్పోర్ట్స్ సైన్స్ & న్యూట్రిషన్ నిపుణుడు మరియు పబ్లిక్ హెల్త్ అడ్వకేట్, రుజుతా దివేకర్ ఇంగితజ్ఞానాన్ని ఉపయోగించడంలో మరియు సరిగ్గా తినే చర్యను క్లిష్టతరం చేయడంలో స్వర ఛాంపియన్.

ఆమె పుస్తకాలు మిలియన్ కాపీలకు పైగా అమ్ముడయ్యాయి మరియు దేశంలో ఆహారం మరియు వ్యాయామంపై ప్రసంగాన్ని నిర్వచించడాన్ని కొనసాగించాయి. ఆరోగ్యకరమైన శరీరం మరియు మనస్సు కోసం సాంప్రదాయ ఆహార వివేకం మరియు ఆధునిక పోషకాహార శాస్త్రం యొక్క మిశ్రమాన్ని Sh నొక్కి చెబుతుంది, మంత్రం ద్వారా ఉత్తమంగా ప్రతిబింబిస్తుంది స్థానికంగా తినండి, ప్రపంచవ్యాప్తంగా ఆలోచించండి.

ఆమె సోషల్ మీడియాలో 2 మిలియన్లకు పైగా ఫాలోవర్లు మరియు 100 మిలియన్+వీడియో వ్యూస్‌తో ప్రపంచంలోనే అత్యధికంగా ఫాలో అవుతున్న న్యూట్రిషనిస్ట్‌లలో ఒకరు.

యాప్ డౌన్‌లోడ్ చేయడానికి QR కోడ్‌ని స్కాన్ చేయండి
QR స్కానర్ యాప్‌తో

మా పూర్తి కేటలాగ్ కోసం, www.juggernaut.in ని సందర్శించండి,
మీ పుస్తకాన్ని సమర్పించడానికి, సారాంశం మరియు రెండు నమూనా అధ్యాయాలను
పుస్తకాలు @juggernaut.inకి పంపండి. మిగతా అన్ని ప్రశ్నల కోసం,
contact@juggernaut.in కి వ్రాయండి.

DIAMOND BOOKS

NEW PUBLICATIONS

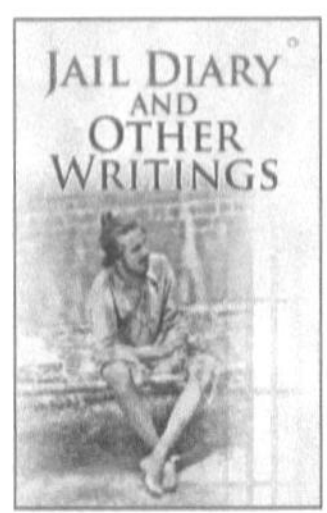

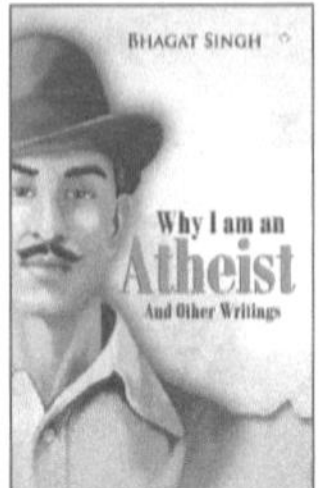

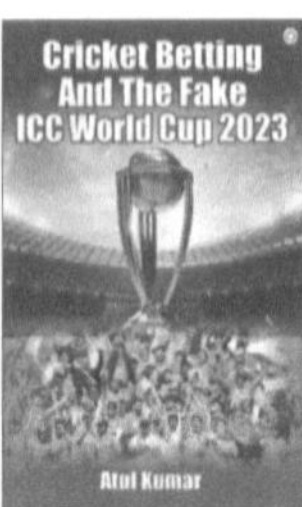

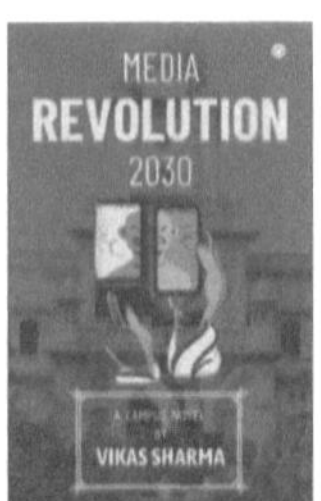

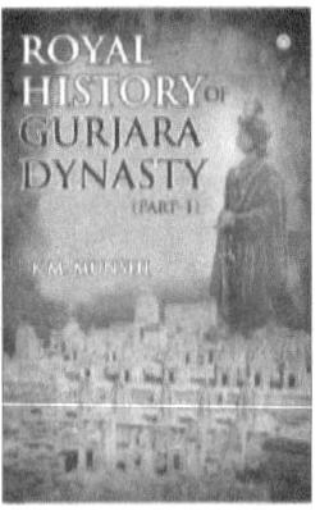

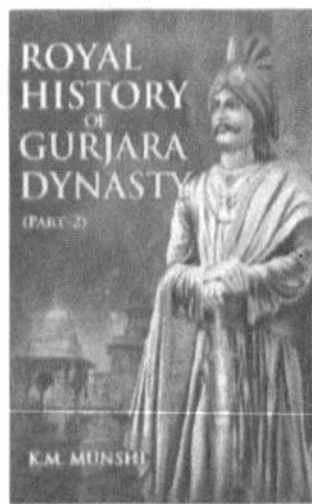

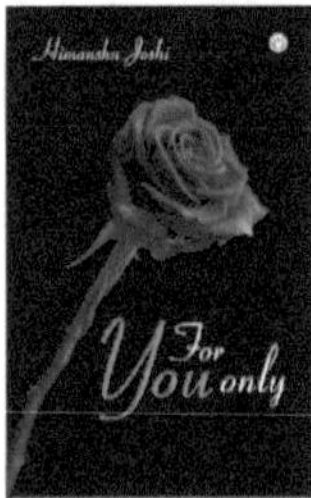

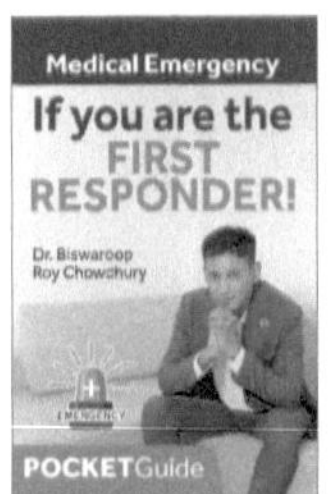

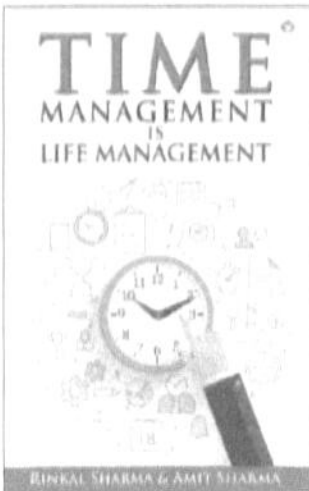

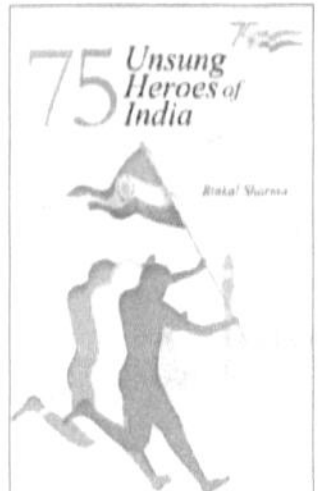

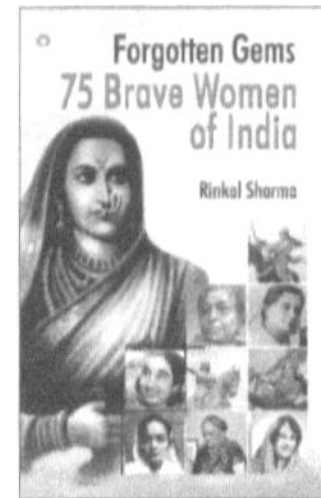

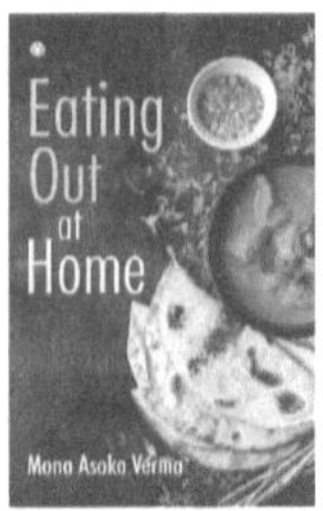

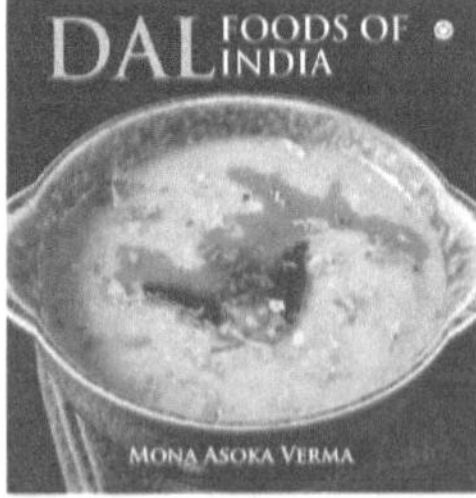

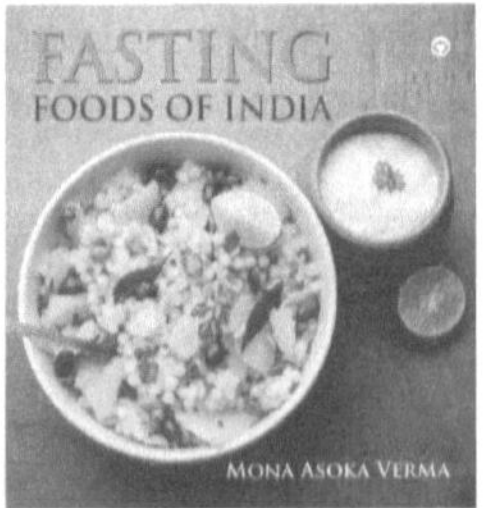

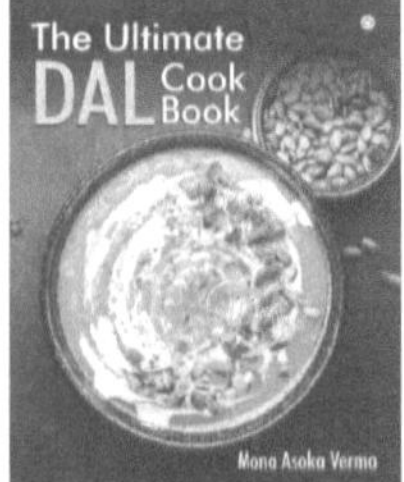

DIAMOND BOOKS
X-30, Okhla Industrial Area, Phase-II New Delhi-110020
Ph: 011-40712200 email : wecare@diamondbooks.in www.diamondbooks.in

DIAMOND BOOKS

SELECTED GREAT BOOKS

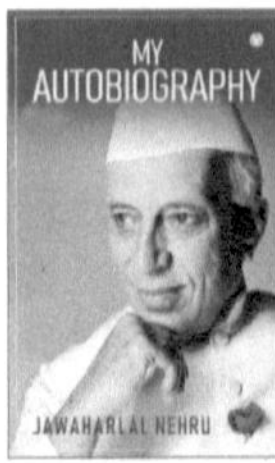

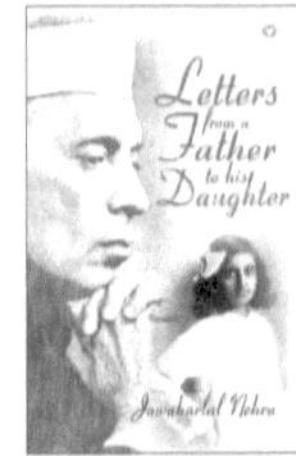

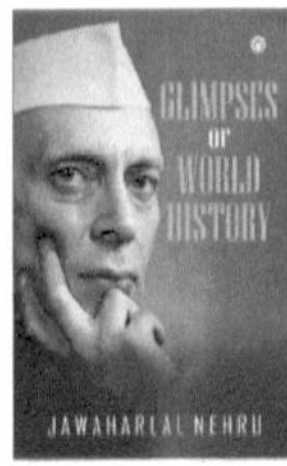

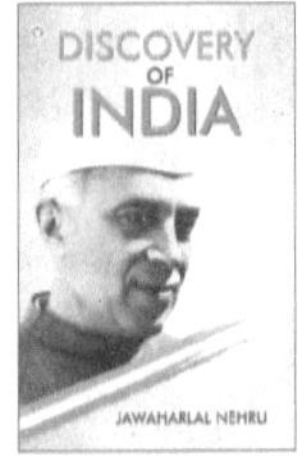

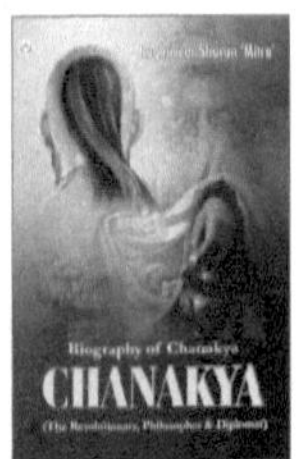

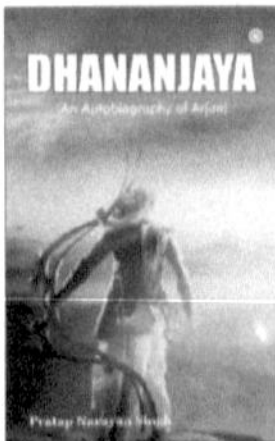

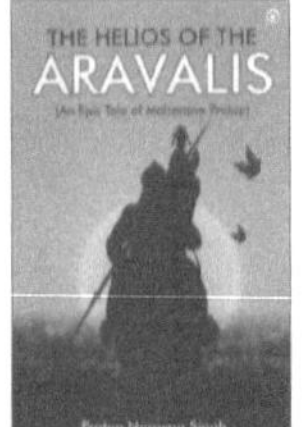

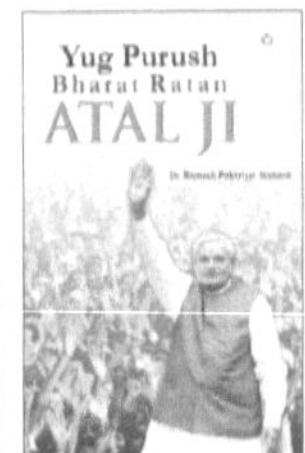

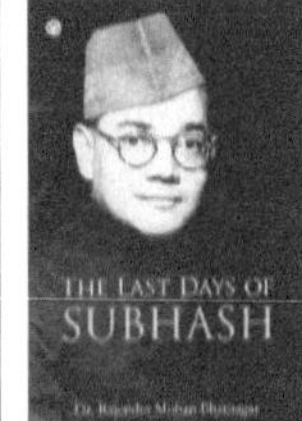

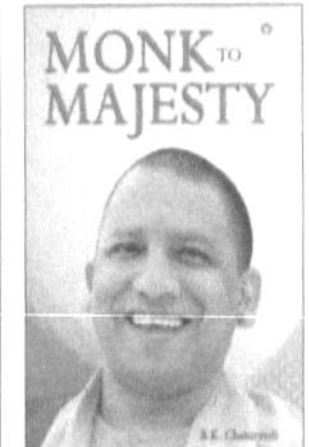

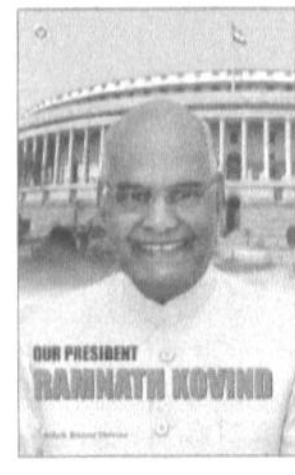

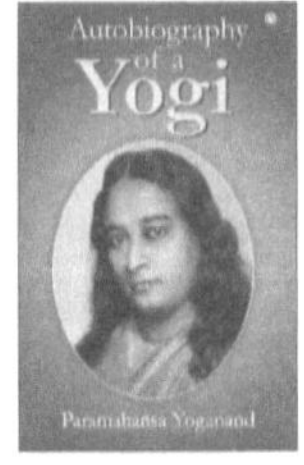

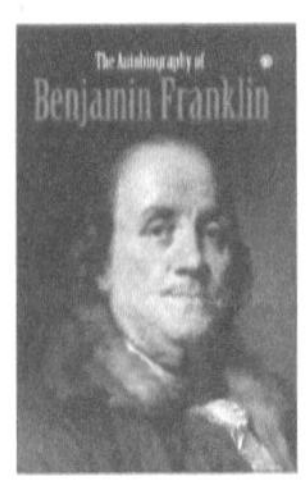

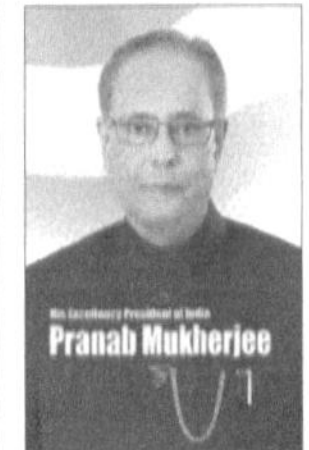

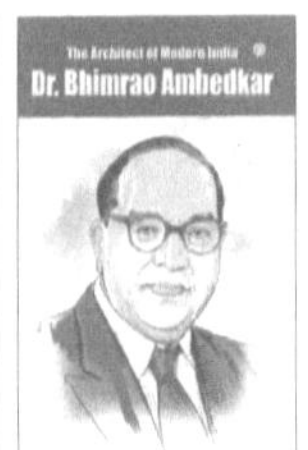

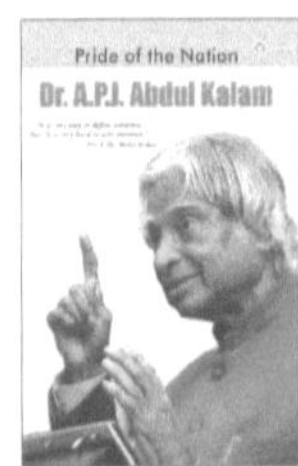

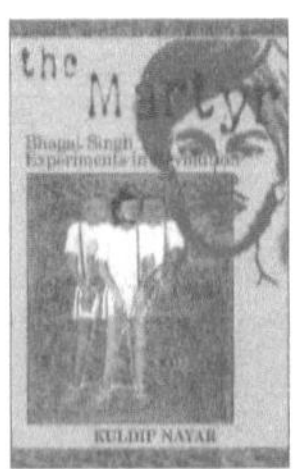

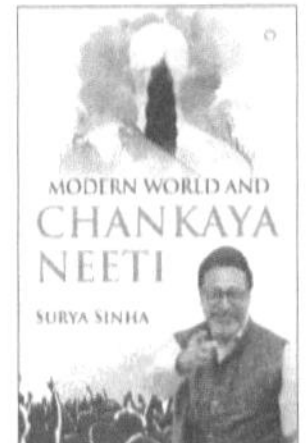

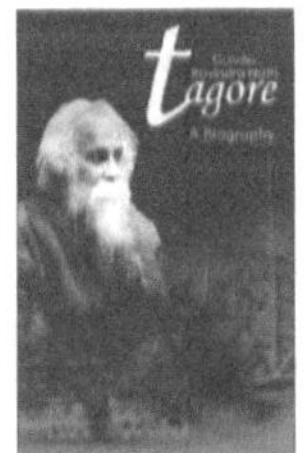

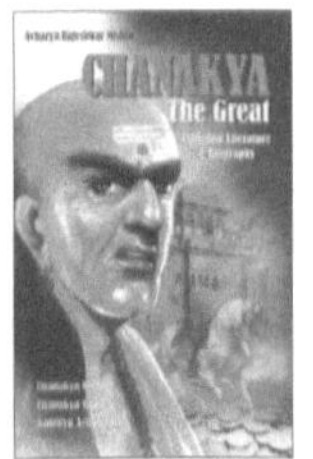